내면의 평화를 위한
요가 철학 레시피

세이지 라운트리, 알렉산드라 데시아토 지음

동글디자인

추천의 말

저는 몇 년 전 노스캐롤라이나에서 '요가하는 몸, 붓다의 정신'이라는 워크숍을 진행하며 세이지 라운트리를 만났습니다. 세이지는 맨 앞에 앉아 있었는데, 이를 통해 세이지의 요가 아사나 수련이 강인함, 명료함, 자신감으로 가득하리라는 것을 알 수 있었어요. 세이지는 요가라는 방대한 세계에서 눈으로는 보이지 않는 것들을 배우고 싶어 했습니다. 세이지는 단순한 운동 전문가가 아닌 진정한 요가 수행자였습니다. 수업이 끝난 후, 세이지는 제게 본인 소개를 하고 본인이 저술한 《운동선수를 위한 요가 안내서 *The Athlete's Guide to Yoga*》 한 부를 건네더군요. 처음부터 세이지는 모든 유형의 요가 수행자에게 도움이 될 만한 이야기를 갖고 있었습니다.

요가 강사이자 저자로서 세이지가 걸어온 길은 많은 하타 요가 강사들이 밟아온 커리어와 유사합니다. 우리는 내면*inside*으로 들어가기 전, 우리가 직접 볼 수 있고 느낄 수 있는 외면*outside*, 즉 몸에서 시작하지요. 하타*hatha*는 '해와 달'로 해석될 수 있으며, 요가*yoga*는 '관계 혹은 통합'으로 해석될 수 있습니다. 하타 요가*hatha yoga*는 상반되는 두 에너지를 동등한 수준으로 합치면 온전함을 느낄 수 있다는 점을 우리에게 가르쳐줍니다. 하타 요가는 몸을 통해 이를 안내하지만, 우리는 몸으로 수련을 하는 동시에 머릿속과 마음속에서 일어나는 일에도 집중하게 됩니다. 매우 심도 있는 요가 수련을 통해 우리 삶에 새로운 의미를 부여할 수 있게 되면, 우리는 종종 다른 이들과도 이토록 좋은 경험을 나누고자 하죠. 그렇게 요가 강사가 되는 것입니다.

그러나 요가지도자 과정을 모두 수료한 강사라도 막상 첫 요가 수업을 진행하고 나면 "요가 수업에서 무슨 말을 해야 할지 모르겠어!"라면서 패닉에 빠집니다. 수강생들에게 팔과 다리를 어떻게 움직이고, 몸을 어떻게 정렬하는지 알려주는 것은 수업의 절반에 불과합니다. 우리가 요가 수련을 할 때와 마찬가지로 요가 수업도 몸부터 시작하는 것은 맞습니다. 우리는 닿아보라, 흐르도록 하라, 몰입하라, 내려놓으라, 플렉스를 하라, 포인을 하라, 늘리라, 아래로 내려가라, 위로 들어 올리라는 등의 분명한 지시어를 학습하게 됩니다.

하지만 요가 강사에서 요가지도자로 진화하기 위해서는 수강생들이 몸을 움직이는 동안 생각과 감정에도 귀를 기울이게 할 수 있어야 합니다. 요가는 행위 이상의 경험이기 때문입니다. 요가지도자들은 자신들이 수련을 통해 배운 이러한 인사이트를 명확히 말로 표현할 방법을 찾고자 합니다. 또한, 명백하게 상반되는 개념인 말과 움직임을 합일시킴으로써 수강생들이 온전히 의미 있는 경험을 할 수 있는 수업을 제공하고자 합니다.

세이지는 수많은 요가 강사 교육을 진행했을 뿐 아니라 강사로 직접 활동한 경험이 있기에 이 점을 잘 알고 있었습니다. 또, 세이지가 알렉산드라 데시아토라는 또 한 명의 똑똑하고 경험 많은 요가지도자와 함께 손을 잡은 건 우리로서는 얼마나 다행한 일인지요. 이 두 여성은 오래도록 강의를 진행해왔기 때문에, 진정한 요가지도자로 거듭나는 일이 얼마나 어려운지를 잘 알고 있었습니다. 요가 강사들이 쑥스러워하고 자신감이 없다고 느끼는 것은 당연하다는 사실을 잘 알고 있고 여러분을 어떻게 도와줄 수 있을지도 잘 알고 있는 사람들이죠. 비논리적이고 비과학적인 지식에는 시간을 쏟을 여유가 없는 운동선수들과 일을 하고, 임신을 실제로 경험하고 있는 여성들과 인사이트를 나누면서, 이 둘은 자신들이 믿는 진실을 단순명료하게 전달하는 법을 배울 수 있었습니다. 나머지는 요가 수련이 채워주리라 믿었죠.

아마 세이지나 알렉산드라에게 수업을 받아본 사람이라면 마치 이 모든 게 쉬운 일처럼 느껴졌을 것입니다. 하지만 40년간 요가를 가르친 사람으로서 한마디 하자면, 시간이 지나면 어느 정도 수월해지긴 해도 절대 쉽지만은 않은 일입니다! 이 두 명이 좋은 선생님인 이유는 이들이 특별하기 때문만도(물론 특별한 사람들이지만), 혹은 수년간의 경험을 보유하기 때문만도(물론 수년간의 경험을 보유하고 있지만) 아닙니다. 그보다는 요가에서 말하는 스바드야야*svadhyaya*, 즉 자기 탐구를 깊이 있게 해왔기 때문입니다.

요가에서 자기 탐구는 두 가지 의미를 지닙니다. 하나는 문헌을 읽고 수업과 강의를 들으며 요가 교육의 깊이를 더하는 것이고, 다른 하나는 자기 자신을 탐구하는 것을 뜻합니다. 자기중심적으로 들릴 수도 있겠지만 실은 정반대입니다.

자기 탐구라는 요가의 전통은 자신의 사고방식, 느낌, 감정을 관찰하도록 함으로써 자기중심적인 사고방식에서 벗어날 수 있는 길을 제시해줍니다. 어떤 생각이 떠오르건 곧 지나갈 것이라는 점을 인지하면 해방감을 느낄 수 있고, 이러한 자각을 통해 우리의 진정한 중심이 선하다는 것을 이해할 수 있기 때문입니다. 스바드야야는 내면의 서랍장을 정리하도록 이끌어 친구들과 가족들, 그리고 물론 수강생들에게 더 많은 공간을 내어줄 수 있게 합니다.

이 책은 여러분들이 스바드야야를 한층 깊이 이해할 수 있게 도와줍니다.

본인이 요가 수련을 할 때 느끼는 것들을 용감히 마주한 뒤, 이를 고민해보고 이에 대해 글을 써볼 수 있게 해줍니다. 또한, 이 책은 여러분들이 개인적으로 얻은 인사이트가 얼마나 보편타당한지를 같은 경험을 한 다른 이들의 시적, 음악적, 구어적 표현을 통해 보여주기도 합니다. 여러분의 선생님들이 알려준 지혜가 여러분 내면에 살아 숨 쉬고 있다는 점을 일깨워주죠. 이로써 여러분 스스로 자신의 계보를 존중하게 합니다.

제가 이 책을 좋아하는 여러 이유 중 하나는, 이 책을 읽으면 마치 요가 수업을 듣는 것 같기 때문입니다. 요가 수업에서 한 자세를 여러 동작으로 분해하고, 이를 탐구한 뒤, 재조합함으로써 자세를 더 잘 이해하게 되는 것처럼, 이 책은 요가 강사들이 혼란스럽게 여기는 장애물들을 차근차근 극복할 수 있게 해주며 궁극적으로 명확함과 영감을 제공해줍니다. 독자들은 자신만의 언어를 찾을 수 있는 여러 방법을 안내받으며 이를 지시어와 통합하는 다양한 방법들을 배움으로써 궁극적으로 다층적이고 다차원적인 요가 수업을 진행할 수 있게 됩니다.

이 책은 모든 강사가 처음 하는 생각인 '긴장하면 어떡하지?'라는 고민에서 시작합니다. 비밀 하나 알려드릴까요? 저는 요가 수업을 할 때마다 시작 전에 긴장을 합니다. 그만큼 소중하게 생각하기 때문이고, 잘하고 싶기 때문이지요. 저는 요가를 중시하지만, 그보다 오늘 제 수업에 온 모든 사람을 소중하게 생각합니다. 저를 요가 강사의 길로 이끈 단 하나의 이유는 바로 사람들에게 도움이 되기 위해서입니다. 그러니 긴장을 해도 괜찮습니다. 만약 긴장감 때문에 수강생들에게 도움을 주지 못할 정도라면, 두 저자로부터 '말하는 법을 연습하기', '롤모델을 찾기', '언어를 가지고 놀기' 그리고 '여러분이 진심으로 최선을 다한다면 그것만으로 충분하다는 점을 믿기'를 구체적인 방법과 함께 배울 수 있습니다.

제가 이 책을 좋아하는 두 번째 이유는, 실로 다양한 주제를 제안하기때문입니다. 주제 대부분은 요가 철학에서 직접 얻은 것입니다. 이를 통해 우리가 수련을 하다가 막히거나 질린다면, 혹은 영감을 받지 못하거나 동기부여가 안 된다고 느낄 때면, 언제든 요가라는 고향으로 다시 돌아와야 한다는 점을 강력히 일깨워줍니다. 우리가 익히 알고 있는 지혜로운 전통에서 벗어날 필요가 없습니다. 요가의 핵심 또한 외부의 인정이나 지식을 구할 필요가 없다는 것 아닌가요. 우리는 우리의 경험과 우리가 이해하고 있는 바만 믿으면 됩니다. 여러분이 연습할 수 있는 부분이기도 하죠.

여러분이 직접 '요가 수련을 하는 것'과 '요가 강의를 하는 것'은 같지 않습니다. 프로세스 자체가 다릅니다. 하지만 둘 다 반복이 필요하다는 점은 같습니다. 삼각 자세를 계속해서 연습하다 보면, 그 자세가 몸에 익게 되죠. 마찬가지로, 수업에서 자세 이상의 무언가를 가르치고 싶다면 말하는 법을 반복적으로 연습해야 합니다.

하지만 이 두 저자는 여러분이 무엇을 말해야 하는지를 알려주지는 않습니다. 최고의 스승들이 모두 그렇듯이, 손가락으로 달을 가리키면서 손가락이 아닌 달을 보라고 안내하죠. 이 책 전반에 걸쳐서, 이들은 요가 선생님의 의미를 보여줍니다. 이 책의 상당한 부분을 차지하는 중간 파트는 주제별 자료를 찾는 법과 이를 자신의 것으로 만드는 법을 세세하게 안내해줍니다. 하지만 그래도 여러분이 스스로 충분하지 않다고 느낄 때를 대비해, 아예 〈좋고 나쁜 주제는 없다〉라는 제목의 챕터까지 있습니다.

결과적으로 이 책은 오히려 요가 수업보다 더 낫습니다. 요가의 전통을 다룬 완전한 책으로, 저는 요가를 더 알고 싶어 하는 모든 사람에게 이 책을 추천할 것입니다. 요가는 수 세기 동안 우리 곁에 있었으며 선생님에게서 학생들에게로 전수되어왔습니다. 이와 같은 구전 전통은 "입에서 귀로"라고 불리기도 합니다. 즉 선생님이 비법을 학생들의 귀에 대고 알려준다는 의미입니다. 이 책에서 두 저자는 여러분에게 이렇게 귓속말을 합니다. "이걸 시도해보세요. 아니면 이걸 시도해보아도 됩니다. 시간을 가지세요. 어떤 이야기와 영감이 여러분 내면에 살아 숨 쉬는지 살펴보세요. 우리가 여러분을 돕겠습니다."

이 책은 여러분들이 수강생들에게 무엇보다 자기 자신으로 존재하는 것이 최고라는 점을 알려주기 위해 어떤 진솔한 표현을 쓸 수 있는지 안내하는 지도와도 같습니다. 요가는 더 나은 사람이나 다른 사람이 되기 위한 것이 아닙니다. 요가는 다정하고, 관대하며, 사랑스러운 방식으로 자기 자신에게 익숙해질 수 있게 도와주는 지도입니다. 이런 마음으로 수강생들을 가르친다면, 여러분들은 단지 요가를 가르치는 것뿐 아니라, 수강생들에게 '나 자체로도 충분하다'라는 중요한 메시지를 전달할 수 있게 될 것입니다.

- 신디 리, 《요가하는 몸, 붓다의 정신 *Yoga Body, Buddha Mind*》 저자

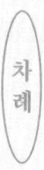

추천의 말   002
들어가며   011

Part 1   자신만의 목소리를 찾는 법

1. 요가 수업 주제와 말의 중요성   016
2. 다른 사람들은 어떻게 말하는가?   022
3. 요가지도자와 진정성   029
4. 스스로 믿을 수 있을 때까지 연습하라   042
5. 반복하면 편해진다   048
6. 영감이 없을 때는 어떻게 해야 하는가   055

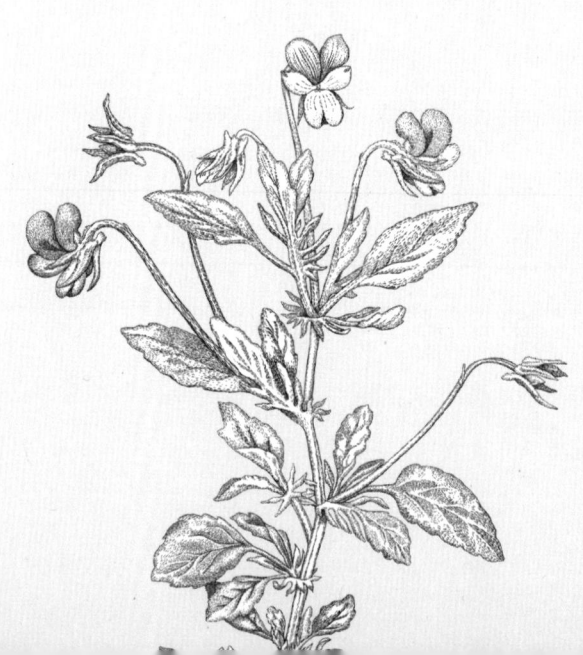

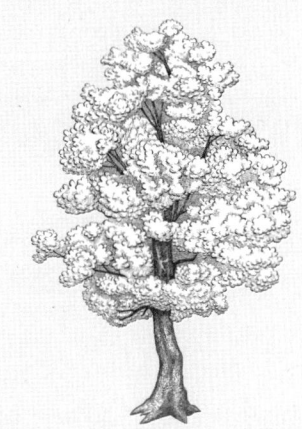

Part 2	**54가지 요가 수업 주제**	
	7. 야마와 니야마 가르치기	072
	8. 계절별 주제 정하기	104
	9. 번뇌 가르치기	114
	10. 고대 요가 철학과 일상	130
	11. 의미 있는 인용구 활용하기	167
	12. 단순하지만 공감할 수 있는 아이디어	192
	13. 영감은 어디에나 있다	221

Part 3	**공감되는 주제 만들기**	
	14. 좋고 나쁜 주제는 없다	238
	15. 주제 선정을 위한 영감 가이드	241

감사의 말   247

일러두기
- 외국 인명과 지명 등은 국립국어원 외래어표기법을 따르되 필요한 경우 관용적 표기를 따랐습니다.
- 서적 및 정기 간행물은 《 》, 노래 및 시는 < >로 표기했습니다.
- 본문에 나오는 서적 중 국내에 출간된 도서는 한국어 제목으로만 표기하였고, 미출간 도서는 한국어 제목과 원어를 병기했습니다.
- 요가 용어는 B.K.S. 아헹가의 《요가 디피카》(선요가)를 기준으로 표기하였습니다.

우리는 도합 40여 년간 수업을 진행했다. 대학교 영어 글쓰기 강좌뿐 아니라 스피닝, 필라테스, 요가 등 몸을 쓰는 수업까지 합한 수치이다. 그렇게 40년 동안 수업을 진행해보니, 최고의 수업이란 분명한 방향을 제공하고 이를 반복함으로써 학생들이 길을 잃지 않도록 하되, 동시에 수강생들이 자신들만의 방법을 모색하도록 허용하는 수업이라는 것을 알게 되었다. 많은 요가 강사들은 직접 시도해보고 실패해보면서 이 점을 깨닫게 되지만, 이 책은 여러분들이 수강생과 여러분의 커리어를 더욱 빠르고 자신감 있게 성장시킬 수 있도록 지름길을 제시한다.

세이지의 기존 책들은 《운동선수를 위한 요가 안내서 The Athlete's Guide to Yoga》, 《달리는 사람을 위한 요가 안내서 The Runner's Guide to Yoga》처럼 주로 안전하게 자세를 취하는 법에 대한 것이거나 《운동선수를 위한 간단한 요가 안내서 The Athlete's Pocket Guide to Yoga》, 《매일 하는 요가 Everyday Yoga》처럼 이를 시퀀스로 연결하는 법에 대한 것이었다. 또한, 우리가 공동으로 저술한 《평생 하는 요가 Lifelong Yoga》도 어떤 자세를 어떻게 취해야 건강하게 나이들 수 있는지를 안내해 주고, 인생의 매 단계에 맞게 요가 자세를 변형하는 방법을 알려주는 책이었다. 이 책들은 수강생들에게 직접 내용을 전달하는 용도였지만, 강사들도 이를 유용하게 활용할 수 있었다. 반면, 본 책은 강사들에게 직접 내용을 전달하는 용도이다. 물론, 요가 강의를 직접 진행하지는 않지만 오래도록 수련을 해온 사람들에게도 유용할 것이다. 이 책을 통해 영감을 얻은 후에는 여러분의 수강생들에게도 이를 전달해서 요가와 더욱 깊게 연결될 수 있도록 도와주기를 바란다.

이 책을 펼쳐 든 이유는 각기 다를 것이다. 누군가는 몸과 마음을 하나로 이어 더 진실한 태도로 수업을 진행하기 위해서 책을 골랐을 것이고, 누군가는 균형을 잡게 하거나 흥미로운 자세를 알려주는 것에는 자신이 있으나 요가의 영적인 측면과 관련된 이야기를 할 때면 얼어붙거나 목소리가 떨리거나 머릿속에서 "어머, 그런 이야기를 한다고?"라는 목소리가 들려서 이 책을 골랐을 수 있다. 혹은 본인이 지혜롭지 않고 현재에 충실하지 못하다고 느꼈거나 다른 사람들을 지혜롭고, 현재에 충실하며, 준비된 상태로 이끌지 못한다고 느껴서 골랐을 수 있다. 혹은 그저 수업 시간에 똑같은 내용을 반복하는 것에 지쳐서 새로운 접근법이 필요했을 수도 있다. 이유야 어쨌건 이 책을 선택해주어 기쁘다.

우선 본인이 가장 자신감 있고, 전문적이라 느끼며, 진솔하다고 여기는 목소리를 찾는 것부터 시작하라. 파트 1에서는 이와 관련한 내용을 다룬다. 그 과정에서 우리가 제공하는 저널 형식을 따라도 좋겠다. 만약 인쇄본으로 된 책을 읽고 있다면, 책 위에 글씨를 쓰거나, 페이지를 쫙 펼치는 것을 두려워하지 말라. 원래 책이란 어느 정도의 압력을 가해서 펼쳐보기 위한 것이다. 만약 전자책을 읽고 있다면, 여러분의 저널에다 내용을 쓰거나 혹은 대답을 적고 주제 노트를 작성하기 위한 파일을 만들어보라.

파트 2에서는 여러분의 요가 수업에 도움이 될 만한 54가지 주제를 제시한다. 마치 요리책에 실린 레시피처럼 생각하면 좋겠다. 처음에는 그대로 따라갈 수도 있지만, 이후에는 자신의 취향이나 활용 가능한 재료에 따라 변형할 수도 있다. 템플릿을 새로운 방식으로 조합해보면서 아예 새로운 주제를 떠올릴 수도 있을 것이다. 모든 것은 여러분의 선택에 달렸으며, 여러분의 목소리나 수강생들의 필요에 가장 알맞다고 여겨지는 방법을 따르면 된다.

우리 레시피를 활용하는 것이 어느 정도 편해졌다면, 파트 3와 도서 홈페이지(http:/teachingyogabeyondtheposes.com)에 있는 템플릿을 활용해 여러분만의 주제 노트를 만들어보라. 그 과정에서 오래도록 영감을 받게 되기를 바란다.

PART 1

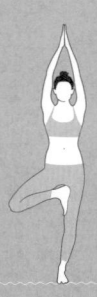

자신만의
목소리를 찾는 법

1 요가 수업 주제와 말의 중요성

요가지도자 과정을 들었다면, 수강생에게 실제 도움이 되는 요가 수업을 진행하는 법을 하나부터 열까지 세세하게 배웠을 것이다. 이 단계에 숙달했다면 이제는 수업의 주제나 핵심 메시지 선정을 통해 수업의 의미를 더할 차례이다. 이 단계는 요가 시퀀스의 기본 철학을 설명해주는 것처럼 정교할 수도, 아니면 그저 호흡에 집중하거나 긴장을 푸는 것처럼 간단할 수도 있다.

잘 선정된 수업 주제는 클래식 음악의 모티프$_{motif}$와도 같은 기능을 하게 된다. 마치 공연 초반에 부드럽되 분명하게 모티프를 소개한 뒤, 공연 도중 여러 맥락에서 이를 탐구하고, 막바지에 다시 한번 강렬하게 각인시키며 마무리하는 것과 같다. 연주 초반에는 한 악기를 중심으로 핵심 모티프가 연주되지만, 이후 각기 다른 악기가 고유의 톤, 리듬, 키를 더

하며 모티프를 연주하고, 마지막에는 전체 앙상블이 이를 함께 연주하며 마무리되는 것이다.

여러분의 수업에서도 비슷한 방식으로 주제를 녹여낼 수 있다. 처음에는 수업을 시작하며 여는 말로 주제를 설명하고, 이후 수업을 진행하면서 수강생들이 주제를 떠올리며 몸을 움직이도록 하는 것이다. 어떨 때는 몸의 어느 부분에서 주제가 느껴지는지 관찰하며 몸을 쓸 수도 있고, 다른 때는 주제와 관련된 단어, 문구, 만트라*mantra*를 기억하거나 반복할 수도 있다. 수업이 마무리될 즈음 여러분이 다시 주제를 상기시켜주면 수강생들은 그 의미를 곰곰이 되새기며 요가 매트에서 일어날 수 있을 것이다.

효과가 없는 방식이란

수업 주제를 성공적으로 전달하려면 수업 초반에 주제를 소개한 뒤, 중간중간 자주 언급하고, 수업이 끝날 때도 다시 상기시켜주어야 한다. 무턱대고 개인적인 이야기를 툭 던지거나, 시를 딱 한 번만 낭독한 뒤 이후 이에 대해 언급하지 않으면 수강생의 경험에 깊이와 폭을 더할 수 없다. 수업을 진행하면서 주제를 여러 번 언급하는 게 중요하다. 여러분은 부담스럽다고 느낄 수 있겠지만, 수강생들은 여러분의 말을 본인 상황에 맞게 걸러 듣는다는 점을 기억해야 한다. 수강한 지 얼마 안 된 신입생이라면 몸이 주는 신호에만 집중할 것이고, 평소에 스트레스를 받는 사람들이라면 요가를 하며 정신이 다른 데로 새거나 흘러가지 않는 데만 온 신경을 집중할 수 있다. 잘 듣지 못하는 사람들이라면 단어를 중간중간 놓칠 수도 있다! 여러분이 느끼기에 너무 많이 반복하는 것 아닌가 싶을 정도가 보통 딱 적당한 수준이다. 말하는 것의 절반 정도만 전달된다고 보면 된다.

수업 주제 선정은
왜 중요할까?

단언컨대 여러분이 이 책을 펼치게 된 이유는 요가를 배우며 적어도 한 번은 수업 주제에 깊은 영향을 받은 적이 있기 때문이다. 요가를 하는 동안 아름답고 부드러운 자극을 주고, 지혜와 애정이 담긴 말을 해준다면 수강생들을 변화시킬 수 있다는 점을, 그리고 인생을 살다 보면 가장 행복한 사람마저도 피해갈 수 없다는 일상의 고충에서도 해방시켜줄 수 있단 점을 여러분은 이미 아는 것이다. 수업 주제가 중요한 이유는 말에 힘이 있기 때문이기도 하지만, 사람들이 말의 영향을 가장 크게 받을 때 말과 아이디어를 전하기 때문이기도 하다. 수강생들은 신체적으로 가장 이완되어 있거나 가장 경직되어 있을 때, 정신을 집중하고 있거나, 온전히 받아들일 준비가 되어 있을 때 이러한 말들을 듣게 되니 말이다. 선생님으로서 여러분은 몸의 어느 부분을 움직이고, 어떻게 숨을 쉬어야 하는지 뿐 아니라 어떻게 존재해야 하는지를 배우는 데 가장 목마른 사람들에게 이야기를 전하는 것이다.

요가 수업에서 주제는 매우 중요하다. 특히 오늘날과 같이 정치, 사회 불안정, 기술 등이 불안감을 고조시키는 사회에서 수강생들이 희망, 평화, 새로운 마음을 가질 수 있게 주제를 정하는 것은 도움이 된다. 동료 요가 강사인 레슬리 카미노프*Leslie Kaminoff*는 2016년 선거 이후 소셜미디어에 다음과 같은 중요한 글을 게재한 바 있다.

"모든 요가 강사들에게. 이제 스트레스를 줄여주는 산업이 전 세계에서 가장 빨리 성장하는 산업이 되었습니다. 다들 우리가 가장 잘하는 것에 집중합시다. 중심을 잃지 말고, 마음의 피난처를 제공해주는 것입니다."

이 글은 우리에게도 울림을 주었다. 우리의 일이란 결국 수강생들의 스트레스를 완화해주는 것이라는 점을 되새기게 해주었다. 요가 시퀀스를 잘 짜는 것 못지않게 중요한 것은 수강생들의 마음에 여유를 줄 수 있게 수업을 구성하는 것이니 말이다.

요가 수업과 일반 피트니스 수업의 가장 큰 차이점도 바로 수업 주제에 있다. 피트니스 수강생들은 웨이트 트레이닝이나 유산소 운동을 하거나, 자전거를 타거나, 필라테스를 하러 수업에 온다. 이런 수업에서도 종종 호흡을 함께 세어준다. 훌륭한 피트니스 강사들은 자신을 돌보는 것("잘 쉬고 수분 보충을 잘해야 해요.")과 자신을 알아차리는 것("지금 회원님 마음속에서 할 수 없다는 말이 들리겠지만 할 수 있어요!")의 중요성을 강조한다. 하지만 피트니스 수업을 오면서 강사에게 철학적인 깨달음이나 인생에 대한 새로운 관점을 얻을 것이라 기대하는 사람들은 많이 없다.

반면 요가는 몸과 마음을 모두 가꾼다. 이를 가능하게 하는 것이 바로 좋은 수업 주제이다. 요가 수업을 듣는 사람들은 더 나은 기분을 느끼기를 원하고, 또 무언가를 배우기를 바란다. 요가 아사나가 주요리라면 곁들임 요리로는 철학을 원하는 것이다. 요가라는 행위, 즉 몸을 움직이고 숨을 쉬는 경험을 하면서 동시에 '존재한다는 것'에 대한 수업, 생각, 조언 등을 기대하는 것이다.

먹는 것에 대한 비유를 계속 이어가자면, 요가는 움직임이 동반된 다른 모든 행위와 마찬가지로, 정말 건강한 음식을 먹는 것과 같다. 나에게 좋다는 것을 알기에 기분이 좋은 것도 있지만, 정말 좋은 음식은 몸에 좋으면서 맛도 좋지 않은가. 그런 음식이 있으면 너무 맛있어서 나중에도 떠올려보며 나도 만들어 먹어봐야겠다는 생각까지 든다.('어쩜 케일 샐러드를 이렇게 맛있게 만들었지?') 좋은 수업 주제로 진행되는 요가 수업도 마찬가지이다.

또, 주제를 통해 고대 요가의 핵심에 닿을 수도 있다. 고대 요가에서는 주요리가 철학적 사유이고 아사나가 곁들임 요리였다. 물론 우리는 순수 요가만을 추구해야 한다고 보지 않는다. 대신 요가가 현대 사회에 맞게 지속적으로 변화해가는 모습을 즐겁게 탐구한다. 하지만 동시에 요가 아사나의 뿌리가 등한시될 수 없다고도 생각한다. 요가란 오늘날의 요가를 의미하기도 하지만, 지난 2천여 년간의 철학적 사유를 기반으로 하니 말이다. 요가는 늘 일상의 부침을 극복하는 데 유용한 도구였다. 요가를 하며 몸을 쓰는 행위 자체로도 큰 도움을 주지만, 여기에 주제와 영감을 주는 말을 더하면 그와 같은 효과를 가장 온전하게 낼 수 있다. 존재에서 비롯되는 고통을 어떻게 다뤄야 할지 알려주는 과정에서 요가의 진정한 역사와 목적에 닿게 되는 것이다.

말하기에서 중요한 세 가지

우리는 이 책이 단지 요가를 가르치는 법이 아니라 주제를 선정하는 데도 도움이 되기를 바란다. 여러분 스스로 기록을 하도록 함으로써 각자가 선호하는 수업 방식을 반추하게 할 것이지만, 구체적으로 어떻게 큐잉을 해야 하는지나 정확히 어떤 단어를 사용해야 하는지까지 제시하지는 않을 것이다. 아마 앞으로 여러분은 훈련, 모방, 연습을 통해 본인에게 가장 잘 맞는 방법을 발견할 것이다. 다만 여러분의 목소리를 활용하는 법을 알려주는 것 역시 이 책의 목표 중 하나인 만큼, 수업 시간의 말하기에서 중요한 몇 가지를 언급하고자 한다.

1. 목소리를 키워라.

무언가 말하고 싶은 것이 있다면 수강생들이 들을 수 있을 정도로 큰 소리로 말을 해야 한다. 소리를 치지는 않더라도 수강생들이 들을 수 있을 정도는 되어야 하지 않겠는가. 수업 시간에 말을 할 때는 가장 뒤쪽에 있는 수강생에게 말을 한다고 생각하라. 그리고 이들이 잘 듣지 못하는 사람이라고 생각하고 크게 말하라.

2. 침묵을 허용하라.

솔직히 말하자면 우리도 둘 다 말하는 것을 좋아하기 때문에 이 원칙을 따르기가 아직 쉽지는 않다. 하지만 우리도 어려워하고 있다는 점을 통해 배우라. 그리고 침묵이 요가 수업을 가득 채우게 두라. 특히 수강생들이 회복하는 자세를 취할 때나 한 자세를 몇 숨 동안 계속 유지할 때 침묵하도록 허용하라. 큐잉을 매번 해야 한다거나 매초를 말로 채워야 한다는 생각을 버려라. 오히려 수강생들이 귀를 닫을 수 있다.

3. 당당하게 말하라.

어떤 말을 하건 힘을 담아 말하라. 확신을 가지고 말하면 스스로도 더욱 확신이 생기는 기분이 들 것이다.

이와 같은 세 가지 핵심 원칙 이외에도, 자신만의 목소리를 찾기 위해 여러 시도를 해보아야 한다. 분명하고 직설적인 목소리가 될 수도, 따뜻하고 부드러운 목소리가 될 수도, 상상력으로 가득한 목소리가 될 수도, 명확한 큐잉으로 가득한 목소리가 될 수도 있다. 본인이 선택하기 나름이다. 하지만 어떤 목소리를 내든 큰 소리로, 당당하게 말하되 침묵을 허용하라.

② 다른 사람들은 어떻게 말하는가?

수강생들이 안전하게 자세를 취하고 안전하게 자세를 풀도록 알려주는 법을 배우는 것은 요가 선생님으로서의 첫 단계이다. 하지만 여러분들은 요가 수행자이기도 하며 요가의 매력이란 요가 자세에서만 나오는 것이 아님을 알고 있다. 완전한 수련을 통해서만 얻게 되는 연결*connection*, 인식*awareness*, 합일*union*의 감각이 중요한 것이다. 이제 여러분들은 요가 시퀀스를 제대로 큐잉하는 법이나 좌측 정렬과 우측 정렬을 얼추 맞추는 법은 잘 알고 있을 것이다, 그렇다면 요가 수업에서 수강생들이 온전한 경험을 할 수 있게 하려면 이제 무엇을 해야 할까?

정말이지 아주 좋은 첫 단계는 다른 이들로부터 베끼고 빌려오는 것이다. 애정하는 멘토들, 선생님들, 작가들, 동료들을 모방하라! 본인이 수업을 들을 때 선생님이 사용했던 말 중 본인의 마음을 편하게 해주었던 말을 적어보라. 집에 가선 선생님이 어떤 의도로 그 말을 사용하였는지 기록해보고, 그 말을 한층 더 깊이 파보며 본인에게 어떤 울림을 주었는지 생각해보라. 만약 본인을 정말 행복하게 해주고 인류애로 가득 차게 해준 책이 있다면, 그 책을 읽으며 멋진 문구를 표시해두라. 막 요가 강사가 된 사람들이라면 이런 식의 시작은 아닌 것 같다고 생각할 수 있겠지만, 우리는 그 반대라고 생각한다. 모방은 수강생들의 마음을 움직이는 주제를 찾는 데 매우 유용한 시작점이다. 이를 통해 여러분들이 앞으로 평생 간직할 소중한 이야깃거리들을 찾을 수 있기 때문이기도 하지만, 본인의 말투나 스타일이 아닌 것이 무엇인지 빨리 파악하게 되기 때문이다.

알렉산드라의 딸은 이제 막 아장아장 걷기 시작하는 나이로, 알렉산드라가 하는 모든 것을 따라 하는 방식으로 자신에게 맞는 바를 찾고 있다. 문자 그대로 알렉산드라가 말하는 모든 것을 알렉산드라가 말하는 방식 그대로 반복하거나, 알렉산드라의 신발을 신어보고 액세서리를 해보기도 한다.(물론 세이지의 청소년기 딸들도 마찬가지다!) 그중 어떤 것들은 본인에게 맞는다고 판단한다. 알렉산드라의 딸도, 알렉산드라도 보라색을 좋아하니 말이다.

하지만 어떤 것들은 시도해본 뒤 자신과 맞지 않다고 판단한다. 예를 들어 알렉산드라의 딸은 알렉산드라가 본인에게 정말 잘 어울리는 페디큐어를 한 것을 보곤 자기도 페디큐어를 칠해달라고 요청했다. 그래서 알렉산드라가 자기 것과 같은 색으로 페디큐어를 칠해주었으나 딸은 기겁하고선 색이 너무 번쩍인다고 지워달라고 했다.

우리가 아이들이 배우는 방식에 관심을 기울이는 이유는 사람들이 결국 아이들처럼 학습하기 때문이다. 영아건 청소년이건 성인이건, 우리는 다른 사람들이 하는 것을 본 뒤 자신만의 방식으로 이를 시도해본다. 그 방식이 좋으면 계속하지만, 좋지 않으면 그만두는 것이다.

선생님에게서
빌려오기

요가 강습을 막 시작하려는 참이라면 본인이 가장 좋아하는 선생님이 사용하는 문구, 주제, 그리고 뉘앙스까지도 빌려오라. 그분들의 아이디어를 자신의 수업 시간에 활용해보라. 그분들이 말하는 방식으로 말해보는 것이다. 그분들이 주는 교훈을 가져다 집에서 요가를 해보며 이리저리 요리해보라. 그분들이 사용하는 문구들을 본인 입으로 직접 말해보았을 때 말이 되는지 확인해보라. 그분들의 말을 들은 뒤, 그 말을 직접 해보는 것이다. 가끔은 본인이 좋아하는 선생님이 아주 용감하고 특별하며 아름다운 말을 해서 깊이 감명을 받을 때도 있을 것이다. 그런 말들은 수업이 끝난 뒤에도 며칠 동안이나 계속 머리에 맴돌기도 한다. 하지만 막상 본인 입으로 뱉어보면 밋밋하고 심지어는 진부하게 느껴질 수도 있다. 선생님들의 말투를 따라해보고 수업 의도를 빌려올 때는 마치 다양한 겨울 코트로 가득한 옷장에서 코트를 하나씩 입어볼 때처럼 마음을 활짝 열어두라. 몸에 딱 맞는 인조가죽 코트, 복실복실하고 따뜻한 코트, 방수 처리가 된 코트, 화려한 페이크 퍼로 된 코트까지. 가볍게, 열린 마음으로 전부 시도해보는 것이다!

연습해보기

본인의 선생님들은
어떤 말을 하는가?

어떤 단어, 비유, 톤을 빌려오고 싶은지 고민하는 중이라면 우선 본인이 가장 좋아하는 선생님들을 관찰하는 것부터 시작하라. 좋아하는 선생님의 수업 영상을 찾을 수 있다면 어떤 말을 하는지 앉아서 한번 들어보라. 아니면 선생님께 허락을 받은 후, 선생님의 수업을 녹음할 수도 있을 것이다. 이때 배포용이 아니라 순수하게 자신의 성장을 위한 것이라고 명확히 설명해야 한다. 아니면 수업 직후에 최대한 빨리 노트 필기를 해보라.

특히 다음 사항에 주의를 기울일 것.

- 선생님은 어떤 대명사를 얼마나 자주 사용하는가? 저, 여러분, 우리 중 어떤 대명사를 더 많이 사용하는가?
- 수강생들은 강사가 말하는 모든 말을 다 듣지는 않는다. 가끔은 자기만의 생각에 몰두하거나 호흡에만 집중하기 때문이다. 그럴 때 어떤 문구가 귀에 꽂히는가? 선생님이 어떤 말을 할 때 자신만의 생각에서 (좋은 쪽으로) 벗어나게 되는가?
- 어떤 말에 감정이 반응하는가? 특정한 문구나 혼잣말을 듣고는 미소를 지은 적이 있는가? 왜 그랬나?
- 비유, 직유, 은유를 사용할 경우 자연이나 계절 혹은 최근 이슈 등 특정 카테고리의 내용을 주로 말하는 편인가? 수업, 난이도, 혹은 특정 요가 시퀀스에 맞는 성공적인 비유에는 어떤 특징이 있는가?
- 인용구, 시, 찬트 혹은 음악을 활용할 경우 명시적인 수업 주제와 어떻게 어우러지는가?

텍스트에서
빌려오기

다른 사람들에게 영감을 주려면 먼저 본인에게 영감을 주는 문구들을 읽어야 한다. 이때도 진정성 있는 텍스트를 고르는 것이 중요하다. 다른 사람들은 진부하게 여길지언정(패션잡지처럼) 본인에게 균형 잡힌 시각을 주고 현재에 머물 수 있도록 도와주는 텍스트가 있다면, 그곳에서 영감을 찾아라! 명언, 인용구, 희망차고 진솔한 관점, 마음을 따뜻하게 해주는 문구를 찾아라. 여러분의 수업을 위한 주제를 찾아라. SNS를 이용 중이라면, 본인을 충만하게 해주는 게시글만 보이도록 스레드를 조정하라. 수강생들이 몸을 움직이고 호흡을 할 때 음미할 만한 아이디어를 찾는 데 도움이 될 것이다.

영향을 받는 것과
표절하는 것의 차이

우리는 선생님들, 선생님들의 말투, 목소리, 의도의 영향을 받을 수밖에 없다. 그처럼 혜안을 갖춘 멘토들의 영향을 받아야 마땅하기도 하다. 워크숍이나 수업을 들으려고 돈을 내지 않았는가? 우리도 벌써 몇 년이나 수강생들을 가르쳤지만, 아직도 처음 수업을 들었던 선생님들이 사용하던 문구를 그대로 쓰곤 한다. 그 문구가 효과적이기도 하고, 이제는 너무 많이 사용해서 우리 입에 붙어버렸다. 요가에서는 이런 경우가 자주 발생하는데, 여러분도 마음을 다해 들으면 들릴 것이다. 때때로 선생님들이 자주 사용하는 말투를 통해 이분이 누구에게 사사했는지도 추측할 수 있다. 선생님에게서 수업 시간에 사용하는 큐잉이나 전환 어구, 사바아사나 멘트를 가져온 것이다. 그렇다면 선생님들의 멘트를 그대로 가져다가 본인이 사용해도 괜찮은 것일까? 물론 이는 본인이 결정해야 하는 문제이겠지만, 우리가 내린 결론은 이렇다.

어떤 멘트나 주제(그리고 말이 나온 김에 시퀀스)를 빌려온 것이라면, 수강생들에게 본인이 이를 직접 떠올린 것은 아니라고 이야기를 하는 것이 좋다고 본다. 간단하게 다음과 같이 말할 수 있다. "제 선생님 한 분도 항상 이렇게 말씀하시더라고요."나 "제 요가 멘토는 이걸 이렇게 말씀하세요." 같은 문장을 더하면 된다. 원한다면 선생님의 이름을 말하는 것도 좋다.(특히 그 선생님이 근방에서 아직 수업을 하고 있다면, 수강생들이 그분의 수업도 듣고 싶을 수 있다.) 이 멘트를 처음 말한 사람을 언급하거나 출처를 밝힘으로써 어떤 선생님에게 사사했는지, 누가 어떻게 본인에게 영감을 주었는지를 인정하는 것이다. 원래 고대 요가는 선생님이 학생에게 구두로 철학을 전수하는 방법이었던 만큼, 이를 통해 고대 요가라는 전통의 한 부분에 기여하게 되는 셈이다. 이를 통해 수강생들에게 지금은 본인이 수업을 이끌고 있지만, 본인 또한 요가를 배우는 사람이라는 점을 상기시켜줄 수 있다.

연습해보기

영감을 위한 읽을거리

다음 방법을 시도해보라. 펄프 픽션 미스터리든 《ESPN 더 매거진 *ESPN The Magazine*》이든 본인이 좋아하는 책이나 잡지를 펼친다. 타이머를 설정하고, 5~10분간 영감이 될 만한 내용, 이 지구상에서 인간으로 살아가는 것의 기쁨과 어려움을 동시에 상기시켜주는 내용, 본인을 조금 더 가볍거나 행복하게 만들어주는 내용을 찾는 것에만 집중한다. 그런 문구를 찾기 위해 독서를 한 후, 찾은 문구를 이 페이지에 기록해보라. 영감은 어디에나 있다.

_____

_____

_____

_____

_____

_____

_____

3 요가지도자와 진정성

진정성은 요가에서 유행어처럼 많이 사용된다. 가장 진정성이 있는 선생님들이 최고의 선생님이라 여겨지며, 우리는 여러 측면에서 이것이 맞는 말이라 생각한다. 적어도 그 반대의 경우는 맞지 않는가. 진정성이 없는 선생님들은 그리 인기가 없을 테니 말이다. 하지만 이는 진정성이 없는 사람이라면 누구에게나 똑같이 적용되는 이야기가 아닌가? 진정성이 없는 사람을 만나면 뭔가 이상하다는 생각이 들기에 쉬이 걸러낼 수 있다. 그런 싸한 기분은 불쾌함을 유발하기 때문이다. 특히 요가에서는 스바드야야 *svadhyaya*가 정말 중요하기 때문에, 진정성이 없는 느낌을 주는 사람은 배제되기 마련이다.

자신감과
진정성

긴장되거나, 불안하거나, 두렵거나, 소심한 기분이 들 때 진정성 있는 사람으로 보이기란 쉽지 않다. 종종 긴장이나 불안과 같은 에너지는 진정성이 없는 것으로 해석되기도 하는데, 둘 다 뭔가 잘못되었다는 인상을 주기 때문이다. 불안 성향을 타고난 사람에게는 답답한 일이 아닐 수 없다. 다행인 점은 요가를 통해 이를 극복할 수 있다는 것이다. 특히 이때 호흡이 큰 도움이 된다. 또 다행인 점은, 이와 같은 긴장이나 불안감은 대개 준비를 통해서 완화될 수 있다는 것이다.

준비는 자신감으로 이어진다. 수업 시퀀스를 차분히 준비했다면, 그리고 남은 시간에 따라 수업 시퀀스를 늘리거나 줄일 방법도 생각해두었다면, 훨씬 자신감 있게 수업을 시작하게 될 것이다. 수업에 쓰일 음악을 미리 준비해두고, 인용구들을 모아두고, 각 수강생이 필요로 할 도구들을 준비해둔 뒤, 수강생들이 올 때마다 인사로 맞이했다면 말이다. 일이란 게 종종 그렇듯 무언가 잘못될 때도 있겠지만, 그럴 때 다시 원래대로 돌아갈 수 있는 계획이 마련되는 것이다. 잘못될 수 있는 부분들을 미리 생각해두면 자신감이 높아질 것이다.

꼼꼼하게 계획을 해두면 자신감이 생길 것이고, 여러분에게 자신감이 생기면 수강생들은 안전한 기분이 든다. 설사 본인은 속으로 이게 맞는지 의문이 들지라도, 뭘 제대로 아는 사람처럼 보인다면 수강생들은 여러분들을 믿고 몸을 움직이며 철학을 배우는 과정이 안전하다 느낀다. 바로 이 점이 중요하다. 안전하다고 느끼는 순간 수강생들은 더 내려놓을 수 있게 되고, 그로써 수업에서 얻어가는 것이 더 많아진다. 본인이 제일 좋아하는 선생님들을 한번 생각해보라. 그분들을 신뢰하고 있지 않은가? 신뢰가 있기에 몸을 움직이거나 이완을 할 때 한층 깊은 경험을 할 수 있게 되지 않았는가?

시간이 가면서 본인의 수업과 수강생들이 조금 더 편해질수록 자신감에서 나오는 진정성이 쌓이게 된다. 수강생들에게서 여러분을 좋아하고 신뢰한다는 이야기를 듣고, 이들이 계속 여러분의 수업을 들으러 오는 모습을 보게 되면, 여러분도 그들과 더욱 온전히 함께하는 것을 편히 여기게 될 것이다.

연습해보기

무엇이
잘못될 수 있을까?

수강생들이 수업 끝에 어떤 기분을 느꼈으면 하는지 적어보라. '중심이 잡힌', '균형 잡힌', '기분 좋게 나른한', '연결되는 느낌을 받는', '하루를 시작할 준비가 된' 같은 말일 수도 있고, 여러분의 수업 포맷이나 수업 시간에 따라 다른 말이 적합할 수도 있다. 이를 목표로 수업을 진행하라.

다음으로는 이 목표에 도달하기 위한 로드맵을 작성하라. 위에서 언급했던 시퀀스, 자세, 플레이리스트, 인용구의 목록일 수도 있고, 본 책의 파트 2, 3에서 보게 될 템플릿을 완성하는 것일 수도 있다.

그리고는 이 계획이 실패할 수 있는 경우를 생각해보라. 예를 들어, 음악 앱이 랜덤 모드로 설정되어 있다거나, 배를 대고 하는 백벤드*prone backbend* 자세를 계획했는데 임산부 수강생이 수업을 듣는다거나, 다음 시퀀스로 이동할 때 특정 자세를 포함하는 것을 잊었다거나 하는 경우가 있다. 이런 문제점들을 적고 그 아래 혹은 옆에 공간을 남겨두라.

마지막으로, 이런 상황을 마주했을 때, 어떻게 원래 계획으로 돌아가거나 우회할 것인지 최선의 방법을 고민해보라. 여러 전략을 고민하는 것은 좋지만, 어떤 사건들은 여러분들의 손에서 벗어날 수 있다는 점을 기억하라. 이럴 경우는 그저 웃으며 미리 세운 계획은 내려두고, 새롭게 마주한 상황에 만족하는 법을 찾는 게 최고의 전략이다. '끔찍한' 상황이라고 생각했던 다른 경우들도 해결할 방법을 미리 계획했기 때문에 더 이상 끔찍하지 않을 것이며, 여러분은 훨씬 자신감 있는 태도로 수업에 임할 수 있을 것이다. 여러분의 계획을 적어보자.

사람들은 여러분이 진실하길 바랄까?
그렇다! 아니기도 하고

당연한 이야기부터 시작해보자. 사람들은 진정한 여러분의 모습을 보기를 바란다. 여러분만의 유머, 공감, 가치를 보고 싶어 하는 것이다. 수강생들이 여러분의 수업으로 돌아온다면 그건 여러분이 가진 무언가가 마음에 들고, 재미있고, 진심으로 여겨졌기 때문일 것이다. 물론 요가를 배우기 위해 오는 것이지만, 결국 다른 누군가가 아닌, 바로 여러분이 가르치는 요가를 배우기 위해 그 자리에 오는 것이다. 만일 여러분이 솔직함과 진정성을 갖춘다면 여러분의 수업을 가장 좋아할 수강생들을 만나게 될 것이다.

하지만 가끔은 화가 나고, 마음이 다치고, 돈이 하나도 없는 상태가 여러분의 진짜 모습일 수도 있다. 가끔 진짜 자신이 아주 우울할 때도 있을 것이다. 이처럼 '진짜 자신', '진정한 자신'이라는 단어가 '프로페셔널'이라는 또 다른 중요한 단어와 함께 사용되는 경우 혼란스러울 수 있다. 하지만 여러분은 프로 강사이고, 여러분의 직업은 요가를 가르치는 것이다. 풀타임이든 파트타임이든 취미로든 말이다. 수업을 이끌기로 했다면, 프로 정신을 가지고 책임감 있게 임해야 한다.

외관상으로는 수강생들이 돈을 내고 여러분들에게 수업을 가르치도록 하는 것일 수 있다. 일반적으로는 돈을 대가로 수업을 진행하지만, 다른 서비스를 대가로 하거나 심지어 무료 수업일 수도 있다. 이 경우에도 수강생들은 시간과 관심을 지불하는 것이다. 만약 누군가가 어떤 식으로건 여러분에게 대가를 지불함으로써 영감을 주는 요가 수업을 받길 원한다면 진정성을 가지면서도 자기 본연의 모습이 수업에서 선사하고자 하는 경험과 배치되지는 않도록 해야 한다.

이렇게 한번 설명해보자. 여러분이 조용한 곳에서 스트레스를 풀기 위해 마사지숍 예약을 했다고 치자. 허벅지 근육이 뭉쳐서 근육 깊숙이 마사지해줄 사람이 필요하다. 그래서 여러분이 정말 좋아하기도 하고 예전에 방문한 적이 있는 마사지사를 지정해서 예약했는데, 막상 가보니 그 마사지사가 누가 봐도 다른 생각 중이고 우울해 보인다. 여러분은 예의상 무슨 일이 있는지 물어보고, 마사지사는 최근 심각한 이별을 했다고 말한다.

이 사람이 정말 도움이 필요해 보이기도 하고, 여러분도 이 사람을 정말 아끼는 마음이 있어서 마사지를 받는 동안 이런저런 질문을 하기도 하며 마사지사와 함께 결별 이야기를 계속 나눈다. 마사지사가 근육 깊숙이 마사지해야 한다는 것을 잊어버린 것 같지만 아무래도 마음이 정말 쓰이는 상황이기 때문에 굳이 허벅지가 뭉쳤다는 점은 언급하지 않는다. 집중을 못 하는 이유가 있지 않은가. 마음이 다쳤는데 말이다!

마사지가 끝난 후, 마사지사는 정말 다정하게 응원해주어서 감사하다고 말한다. 여러분도 그 사람의 말을 잘 들어준 것에 대해 스스로 친절했다고 생각하며 마사지숍을 떠나지만, 상당한 시간과 돈을 내서 마사지를 받으러 갔는데 정작 필요한 서비스는 받지 못한 상황이다. 이후 재방문을 하겠는가? 그렇게 좋지도 않은 마사지에 시간과 돈을 쓴 데다 오히려 내 에너지를 써야 했던 상황이 약간은 당황스럽지 않겠는가?

선생님으로서 여러분은 수강생들이 쉬거나 긴장을 풀거나 내려놓지 못할 정도로 다가가서는 안 된다. 수강생들이 여러분을 응원하거나 기분을 풀어줘야 한다고 느낄 정도로 본인의 슬픔이나 힘듦을 너무 많이 나누지 않아야 한다. 전문적인 요가 강사로서 수강생들에게 시간과 에너지를 나눠줄 책임이 있는 만큼, 수강생들에게 정서적인 지지를 요구해서는 안 된다. 에너지를 동등하게 나누는 관계가 아닌 것이다. 여러분이 줄 수 있는 것이 부족하게 느껴질 때 어떻게 해야 하는지는 챕터 6에 자세하게 설명해두었고, 지금 본인의 내면이 텅 빈 것 같은 상황일 때에도 좋은 수업을 진행하는 방법은 분명히 있다. 현재로서는 수강생들에게 에너지를 받는 것이 진짜 자신에 더 가깝다고 하더라도 이는 프로답지 않다. 자신의 진짜 감정과 프로다움 사이에서 골라야 한다면, 후자를 선택하라. 아니면 보조 강사를 구하도록.

요가 목소리와 정체성

우리는 요가 선생님의 목소리가 식료품점에서의 말소리와 크게 다르지 않을 때가 좋다고 본다. 일상적인 목소리와 요가 강사일 때의 목소리가 극단적으로 다르다면 진정성이 느껴지지 않는다. 물론 수업 시간이 시작되면 단어를 조금 더 신중하게 고른다거나 목소리가 더 프로답게 변한다거나 조금 더 개념적인 단어를 사용하면서 몇 가지 변화를 줄 수는 있지만, 결국 우리가 우리 자신이라는 것에는 변화가 없다. 만약 요가 강사일 때의 목소리가 본인의 목소리와 너무도 극단적으로 다르다면, 수업 동작을 기획해야 하는 데다 알맞은 문장을 고심하는 데 더해서 연기까지 해야 하니 굳이 삼중으로 노력해야 한다. 이는 불필요할 뿐 아니라 진실하지도 않다.

본인의 자연스러운 목소리를 탐구해보라. 일상적 대화에서 본인의 목소리는 어떻게 들리는가? 또 본인이 요가 수업에서 들었으면 하는 목소리도 생각해보라. 어떤 목소리가 여러분을 진정시키고 현재에 머무르게 하는가? 본인의 자연스러운 목소리와 본인이 생각하기에 이상적인 목소리를 생각해봄으로써 여러분들도 우리가 생각하는 진실을 찾기를 바란다. 즉 여러분의 이상적인 요가 목소리는 결국 본연의 목소리에 기초한다. 조금 더 자주 쉬어주고, 더 명확히 말하고, 더 당당하게 말하는 버전이긴 하지만 말이다.

연습해보기

자신의
고유한 목소리 찾기

상황에 따라 약간씩 다른 페르소나를 취하는 것은 자연스러운 일이다. 하지만 이처럼 여러 버전이 있다고 하더라도, 결국 그 기반은 여러분 고유의 진실한 목소리여야 한다. 여러분의 목소리가 고유하고 진실하게 들리도록 하는 특성을 고민해보고, 시간을 내어 이를 기록해보라. 여러분 본연의 목소리는 조용한가, 큰가? 여러분은 말을 아끼는 사람인가, 수다쟁이인가? 차분한 사람인가, 활기찬 사람인가? 친구나 가족들과 편한 상태일 때 본인의 목소리는 어떻게 들리는가? 친구들과의 관계에서는 어떤 역할을 맡는가? 센 말을 많이 하거나 가끔 욕을 하기도 하는가?(어머나!) 만약 그렇다면 어떤 상황에서 그러한가? 그다음 본인이 좋아하는 '이상적인 요가 강사의 목소리'에 대해 간단히 적어보라. 당당한 목소리인가? 인내심이 있는 목소리인가? 문장 간 침묵이 많은 목소리인가? 혹은 문장 간 빈 공간을 모두 채우는 목소리인가? 유머가 있는가? 단조로운가 혹은 역동적인가? 이런 질문들에 단 하나의 정답만 있는 것은 아니다. 여러분이 들었던 수업에서 좋았던 목소리를 떠올려보라.

마지막으로, 여러분 본연의 목소리와 여러분이 이상적이라 생각하는 목소리 사이의 교집합을 적어보라. 여러분이 사람들과 자연스레 관계를 맺고 말을 할 때의 진짜 목소리는 여러분이 상상하는 이상적인 목소리와 어떤 측면에서 비슷한가?

_____

_____

_____

_____

연약함과
진정함

앞서 이야기한 바와 같이, 수강생들은 마음을 열고 진정한 모습을 보여주는 것을 좋아한다. 사실 이런 가치들은 모든 사람과 공명하지만, 특히 요가 수업에서는 수강생과 강사 대부분이 현재에 머무르기 위해 적극적으로 노력하는 만큼 이와 같은 가치가 더욱 중시된다. 우리는 다른 사람들을 총체적으로 바라보고, 현재에 머무르며, 진실한 우리 자신으로 존재하기 위해 노력한다. 이는 요가 수련의 일부이다.

진정함이란 다른 이들 앞에 프로로서, 또 진실한 자기 자신의 모습으로 선다는 것을 의미하며 그런 자신의 모습이 다른 이들에게 공명하기를 바라는 것이다. 별것 아닌 듯 말하긴 했지만 사실 이는 매우 두려운 일일 수도 있다. 그러니 가볍게 여기진 말자. 만약 본인은 정말 자기 자신의 모습으로 진정하게 수업에 임했다고 생각했는데 정작 그다음 주에 수강생들이 모두 불참했다면 마음도 (그리고 지갑도) 텅 비게 마련이다. 하지만 기억하자. 수강생들이 불참한다면 대부분 그건 여러분과 관련 없는 이유 때문이다. 수강생들이 수업을 듣거나 듣지 않는 이유는 정말 다양하며, 오로지 강사 때문에 수강 여부를 결정하는 경우는 매우 드물다고 본다.

진정한 자기 자신을 보여준다는 건 필연적으로 거절당할 수밖에 없는 상황 앞에서도 깊이 용기를 낸다는 것을 의미한다. 이는 사람이라면 겪는 필연적인 상황이자, 요가 강사라면 당연히 경험하는 부분이기도 하다. 진정한 자기 자신의 모습으로 수업을 진행하더라도 누군가는 여러분의 강의 방식, 목소리, 수업, 시퀀스 혹은 여러분 자체를 좋아하지 않을 수 있는 것이다. 그건 어쩔 수 없는 일이다.

거절을 겪는다는 것은 본인이 편안함을 느끼는 영역을 넓혀간다는 것을 의미한다. 위험한 일에 자기 자신을 던져보는 것을 의미하며, 세상 밖으로 본인을 내던지는 것을 의미한다. 요가 강사로서 거절을 경험하는 것이 당연하다 보니, 다른 누구도 아닌 자기 자신으로 남 앞에 선다는 것이 약한 모습을 내보이는 것처럼 느껴질 수 있다. 하지만 별달리 할 수 있는 것은 없다. 그저 이를 인정하고, 받아들이고, 명상을 하며 여러분이 선택한 이 길의 필연적인 부분임을 받아들일 수밖에.

한 가지 확실히 해두고 싶은 점이 있다. 진정한 모습을 보이는 것이 연약함으로 느껴질 수는 있겠지만, 진정성과 연약함은 같지 않다는 것이다. 이렇게 설명해보겠다. 우리 모두는 자신을 창피하고, 보잘것없고, 연약하게 만드는 무언가를 경험했다. 여러분은 최근에 이혼을 했을 수도, 결별을 경험했을 수도 있고, 어려운 가정환경 속에서 자랐을 수도 있다. 혹은 우울증이나 분노라는 감정으로 괴로워할 수도 있을 것이다. 하지만 이는 모두 완벽히 자연스러운 경험이며, 창피해할 일이 아니다. 신뢰할 수 있는 친구, 사랑하는 사람, 숙련된 심리상담가들과 논의하기에 좋은 주제들인 것이다.

하지만 어떤 경우이든 여러분들의 연약함이나 불안함을 요가 매트 위에서 수강생들에게 공유할 필요는 없다. 그건 진정성과 거리가 멀어도 너무 멀다. 직업적인 차원 이외에 본인 개인의 삶을 공유할 필요도 없다. 진실하다는 것, 즉 자기 자신으로 존재하고 본인의 목소리로 말하며 직업인으로서 프로다운 태도를 갖춘다는 것은 불편하거나 불필요하게 취약하게끔 본인을 열어 보이는 것과는 다르다.

그렇다고 본인이 인생에서 겪는 어려움을 수업 시간에 절대 공유해서는 안 된다는 말은 아니다. 우리가 아는 요가 강사 중에는 정말 솔직하게 개인적인 면면을 공유하면서도 실력 있는 사람들이 있다. 이들은 현재 본인들이 개인적으로 겪는 일들을 편안하게 공유하며 본인들이 유용하다고 생각했던 교훈이나 요가 철학, 만트라를 수강생들에게 도움이 되는 방식으로 공유한다. 이들은 공유하는 것과 진솔한 가르침 간의 균형을 유지하며 본인들에게 이 방법이 옳다고 여겨지기 때문에 이를 택한다. 만약 여러분들도 이 방법이 진짜 자신의 모습과 일치한다고 느끼면 이를 택하라! 하지만 사생활 공유가 편치 않은 사람이라면 자신을 통째로 바꿀 필요는 없다. 여러분이 원하는 이상으로 많은 것을 내보일 필요는 없는 것이다.

한편, 말하는 것을 좋아하는 사람이라면 너무 많은 이야기를 하는 것은 아닌지 생각해볼 필요가 있다. 너무 많은 내용을 공유한다면 수강생들이 여러분들에게 계속 관심을 주어야만 한다고 느낄 수 있고, 그렇게 되면 당장은 못 느낄지 몰라도 수강생들은 수업에 돌아오지 않을 것이다. 수강생들은 호흡하고, 움직이며, 요가 철학을 배우는 경험이 좋아서 수업을 듣는 것이지 여러분에게 공감하고 여러분에게 에너지를 주기 위해 수업에 오는 것이 아니다.

수업에서 진솔한 태도를 보일 때 거절을 당할 수도 있고, 그로 인해 마음이 다칠 수 있기에 진솔할 때 연약한 기분이 들 수는 있다. 하지만 그 또한 일의 일부이다. 요가 강사로서 여러분들은 진솔한 모습으로 수강생들에게 에너지를 주기 위해 최선을 다할 의무가 있다. 하지만 진솔함이 곧 취약함을 뜻하는 것은 아니다. 여러분들이 정말 잘 알고, 사랑하고, 깊게 신뢰하고, 돈을 내고 조언을 구하는 사람들이 아닌 사람들 앞에서 굳이 여러분의 취약한 모습을 모두 공유할 필요는 없다.

연습해보기

거절의 경험을 떠올려 보자

거절당한 기분이 들었을 때를 한번 떠올려보라. 꼭 요가와 관련되지 않을 수도 있다. 앞서 설명한 시나리오를 실제로 경험했을 수도 있을 것이다. 지난번에 왔던 수강생들이 다시 돌아오지 않는 경우 말이다. 우선, 거절을 경험하면 어떤 기분이 드는지 (최대한 자세하게) 한번 적어보라. 얼굴이 화끈거리는가? 날카로운 통증을 느끼는가? 거절을 경험하면 몸에서는 어떤 반응이 일어나는가? 그다음으로는 이와 같은 거절의 경험을 통해 무엇을 배웠는지 적어보라. 다음에는 무언가 다르게 해야겠다는 점을 배웠는가? 거절이 자연스러운 일이라는 것을 배웠는가? 마지막으로는 다음 문장이 여러분에게 어떤 감정을 일으키는지 적어보라. "모든 성공한 사람들은 성공으로 가는 길에서 거절을 경험했다."

_____

_____

_____

_____

_____

_____

4 스스로 믿을 수 있을 때까지 연습하라

주제를 정할 때 가장 어려운 부분 중 하나는 그 주제가 '현실 세계'에서는 이야기하지 않는 철학적 개념, 아이디어, 교훈일 수 있기 때문이다. 만약 여러분의 요가 수업에서 다루는 주제가 요가원 내에서만 이야기되는 것이라면, 여러분이나 수강생들은 이를 절대 진심으로 대할 리 없다. 본인이 관심이 있고, 놀라며, 흥미가 생기고, 설레는 주제를 골라야 한다. 여러분 인생의 길잡이처럼 느껴지는 주제를 골라야 한다. 여러분의 파트너, 친구들 혹은 계산대 직원들과도(물론 그럴 일은 거의 없을 것이나 전혀 불가능한 일도 아니다) 일상 속 대화에서 나누고 싶은 주제여야 한다. 그렇게 계속 이야기를 나누고 대화를 하는 과정에서 여러분들은 그 주제를 다룰 기회를 충분히 얻게 된다. 여러분이 정말 공감하는 주제에 대해 더 자주 이야기할수록, 여러분은 이 주제가 진심으로 본인에게서 우러나온다고 생각하게 될 것이다. 여러분이 정말 자기 자신의 마음속에서 우러나온다고 생각할 때까지, 자기 자신도 정말 믿을 수 있을 때까지 여러분의 아이디어와 멘트를 연습해야 하는 것이다.

적어보기

요가 철학이건 시이건 인용구이건 개인적으로 관찰한 내용이건 노래 가사이건, 여러분이 공감하는 주제를 만나면 우선 적어두어야 한다. 가장 좋은 방법은 문득 영감이 떠오를 때마다 그 내용들을 이 책처럼 한 장소에다가 적어두는 것이다! 나중에 다시 구체화하고 싶은 아이디어를 적어두는 것이 좋다. 까치가 반짝이는 물체를 한 곳에 물어다 두는 것처럼 아이디어를 한데 모으라. 반짝이는 아이디어는 전부 모아야 한다!

알렉산드라는 대학교에 다닐 때 운 좋게도 데이비드 커비*David Kirby*와 바바라 햄비*Barbara Hamby*와 같은 미국 시인들 밑에서 배웠는데, 이분들이 가장 많이 한 조언은 모든 것을 적어두라는 것이었다. 여러분의 마음을 울리는 모든 것은 예술이 될 수 있다. 우리도 그분들이 이야기하는 바에 동의한다. 주제 정하기를 잘하기 위해서는 마음을 울리는 아이디어들을 모아두어야 한다.

또한 아이디어를 모으고 이를 적어두는 것에 그치지 않고 수집한 아이디어에 관한 글도 써야 한다. 가끔은 자유롭게 글을 쓰다 보면 그 아이디어에서 어떤 부분이 여러분의 마음을 울리는지를 깨닫게 된다. 그 아이디어가 왜 중요한가? 이 책에서 우리는 많은 가이드를 제공했지만, 가끔은 방향이 특정되지 않은 자유로운 글쓰기를 통해 가장 많은 것을 깨닫게 된다.

만약 어떤 아이디어를 주제로 발전시킬 수 있을 것 같다는 생각이 들면,

바로 펜을 종이로 가져가라.(혹은 키보드에 손을 올려도 좋고, 핸드폰에 손가락을 올려도 좋다.) 그리고 왜 그것이 마음에 들었는지 잠깐이나마 적어보라. 그 내용이 왜 여러분의 마음에 와닿았는가?

논의해보기

새 아이디어와 주제를 묵혀두는 동안, 친구들이나 사랑하는 사람들과 대화하면서 그 아이디어를 언급해보는 것도 도움이 된다. 여러분이 무엇을 하고 있는지 솔직하게 이야기하는 방식도 좋다. "있잖아, 최근에 이런 요가 철학을 알게 되었는데, 정말 공감이 가더라고."라고 이야기하면서 그 내용을 나누어보는 것이다. 상대가 뭐라고 말하는지 들어보라. 어떻게 반응하는지 살펴보는 것이다. 아마도 그 주제에 대한 여러분의 경험을 한층 심화시켜줄 어떤 말이나 반응을 할 것이다. 이런 방식으로 가벼운 일상 대화를 나눌 때 수업 주제로 생각하고 있는 것들을 이야기해보자. 단언컨대 한번 시도해보고 나면, 요가 수업에서도 그 주제들을 자연스럽게 다룰 수 있을 것이다.

어떤 사람들은 아이디어와 주제에 대해 누군가와 함께 이야기함으로써 자기 자신이 정말 어떤 생각을 하는지 잘 알 수 있게 된다. 소리 내어 말하는 것을 들으면 그것이 진실처럼 들린다. 친구나 파트너와 함께 요가 주제에 대해 논의하고 그것이 가진 장점에 관해 토론하면, 그 주제를 더 발전시키고 이해할 수 있게 된다. 그리고 수업 시간에 수강생들에게 어떤 부분을 강조해야 하는지 파악할 수 있게 된다.

선언해보기

소셜미디어를 활용 중이라면, 간편한 표현 도구를 가지고 있는 것이나 마찬가지다. 여러분이 받은 영감을 나누어보고, 다른 사람들이 이에 어떻게 반응하는지 한번 보라. 물론 출처는 밝혀야 한다. 해당 인용구에다 질문을 덧붙여서 팔로워들끼리 이에 대해 논의할 수 있도록 해보라. 그렇게 되면 해당 인용구 혹은 아이디어에 더 잘 연결되는 느낌을 받을 수 있고, 이를 더 잘 이해할 수 있게 되며, 결과적으로 요가 수업에 더 의미 있는 주제로 발전시킬 수 있으니 생산적인 주고받기가 될 수 있다. 한 가지 더. 요가 수강생들이 온라인상에서 여러분들을 팔로우한다면, 여러분이 중요하다고 여기는 주제를 여러 번 접할 수 있게 되는 것이다. 이는 수강생들에게도 매우 좋다. 주제가 정말 와닿는 경우, 이를 온라인상에서도, 그리고 요가 수업에서도 접하게 되는 것이고 그로 인해 그 아이디어나 문구는 더욱 힘을 발하게 될 것이다.

소리 내 들어보고, 와닿지 않는 부분을 느껴보기

멘트를 연습하는 것은 중요하다. 하지만 어떤 주제는 시도해본 후 수업이 끝나고 바로 버려도 괜찮다. 때로는 여러분이 한 멘트가 요가원 안을 편안하게 유유히 떠다니는 느낌이 들 것이다. 그러나 어떤 때는 여러분 입 밖으로 나온 멘트가 곧장 바닥으로 쿵 하고 떨어지는 것처럼 느껴진다. 어설프고 쓸모없이 느껴지는 것이다. 그래도 괜찮다. 가끔 균형을 잡아야 하는 자세에서 균형을 잃음으로써 어떤 자세를 취하는 게 맞는지 깨닫는 것과 같다. 언어, 톤, 표현을 연습함으로써 많은 경우에 제대로 효과를 발할 수 있도록 해야 한다.

하지만 이것만큼은 꼭 알아두기를 바란다. 가끔은 본인이 가장 부족했다고 느꼈던 수업이 수강생들에게는 가장 깊이 와닿은 수업일 수도 있다. 그리고 가끔은 강사를 쳐다보지도 않고 떠난 수강생들이 나중에 "제게 정말 필요한 말이었어요."라고 메일을 보내기도 한다. 잘 안 풀리는 날처럼 느껴졌다고 너무 자신을 몰아붙이지 말자. 오히려 수강생들에게 정말 필요한 내용이었을 수도 있다.

주제를 정하는 것은
보통 일이 아니다!

아마 이런 생각을 지금 하고 있을 것 같아서 바로 짚고 넘어가겠다. 맞다. 주제를 정하는 데는 큰 노력이 필요하다. 하지만 이 책에서는 여러분들에게 총 54개의 완전한 주제를 제시한다는 것을 기억하라. 그리고 여러분들도 스스로 54개의 주제를 추가로 발견하기를 바라긴 하지만, 아마 20개 정도의 주제를 계속 반복하게 될 것이다. 그 점을 감안한다면, 처음에는 주제 정하기가 수고스럽게 느껴질 수 있어도 일단 한번 본인이 좋아하는 주제를 정하고 나면 그 뒤로는 쉬워진다. 그 이후에는 그저 가끔씩 지루하다고 여겨지는 주제들만 새로운 주제로 바꾸면 된다.

연습해보기

자유롭게
글쓰기!

최근에 여러분의 머릿속을 맴돌았던 아이디어 하나를 선택하라. 아직 이를 글로 적어보지 않았을 수도 있다. 이곳에다 적어보라. 완전한 아이디어가 아니어도 좋다. 3분에서 5분 정도 자유롭게 글 쓰는 시간을 가지라. 타이머로 시간을 재어도 좋다. 그런 다음, 그 아이디어에 대한 여러분의 생각과 기분을 한번 살펴보라. 그리고 무엇이 떠오르는지 보라. 만약 아이디어가 막힌다면 그저 계속 적어보라. "글이 안 써져, 글이 안 써져, 글이 안 써져."와 같은 문장만 적어도 좋다.

5 반복하면 편해진다

좋은 요가 수업이란 일관성과 다양성이 적절히 조화를 이루는 수업이다. 중심 찾기*centering*, 워밍업, 자세, 사바아사나, 마무리 등 기본 구조는 매주 같아야 한다. 그렇지 않다면 수강생들이 기본을 배우지도 못할 것이다. 하지만 수업의 세부 내용은 수강생들의 경험과 기대치에 따라 달라질 수 있다. 그래야 수강생들이 계속 도전하고 싶은 마음, 참여하고 싶은 마음을 가질 수 있다. 너무 똑같기만 한다면 성장할 수 없고, 너무 다양한 내용을 다루다 보면 안정적이지 않게 느껴진다.

이는 요가 자세에도 해당하는 말이지만, 동시에 여러분이 사용하는 단어에도 해당한다. 매주 지난주와는 상관없는 새로운 내용을 다루게 되면, 수강생들은 기본적인 요가 철학을 멀게 느낄 것이다. 한편으로 매주 똑같은 점만 강조하다 보면 수강생들은 지루함을 느낄 것이고, 요가 주제와 요가 철학이 제공할 수 있는 다양한 인생의 교훈을 놓치게 될 것이다.

반복은 유용하다

이런 농담이 있다.

"무언가를 배우는 데 가장 중요한 세 가지는?"
"첫째도 반복, 둘째도 반복, 셋째도 반복."

여러분이 가르친 모든 수업에 참여했던 유일한 사람은 여러분 본인이다. 또한 여러분이 수업 시간에 했던 모든 말을 들었던 유일한 사람 역시 본인뿐이다. 본인은 같은 내용을 백만 번은 들었다고 생각하겠지만, 수강생들은 그렇지 않다. 수강생들은 반복을 중요시한다. 반복은 일관성으로 여겨지기 때문이다. 수강생들은 반복을 통해 배울 수 있기도 하지만, 정말 무언가가 깊이 각인되기 위해서는 계속 듣고 또 들어야 할 수도 있다. 일단 각인이 되고 나더라도 다시 같은 이야기를 듣는 것이 위안이 될 수도 있다. 제일 좋아하는 휴양지를 거듭 방문하는 것과 마찬가지인 것이다. 이를 통해 수강생들은 더욱 깊이 이와 연결될 수 있고, 매번 약간씩 달라지는 뉘앙스를 느낄 수 있게 될 것이다.

수업 시간마다 몇십 번이고 강조하는 특정 문구나 큐잉이 있을 수 있다. 그중에서도 "호흡하세요"가 대표적일 것이다. 세이지가 주로 운동선수나 성취 지향적인 수강생들, 그 이외에도 거의 모든 사람에게 애용하는 문구는 "어떤 부분에 힘을 빼면 좋을까요?"이다. 이는 다양하게 변주될 수 있다. "어

연습해보기

다양한 방법으로
반복하기

요가원은 오후 일부 시간 동안은 비어 있기 때문에, 캐롤라이나 요가컴퍼니*Carolina Yoga Company*는 연기 연습을 할 수 있는 공간을 찾던 키스*Keith*에게 공간을 대여해준 적이 있다. 키스는 연기 전 워밍업으로 "네가 감히?"라는 대사를 다양한 볼륨으로, 다양한 톤으로, 다양한 캐릭터에 맞게 반복해서 말할 것이니 혹시 듣더라도 너무 놀라지 말라고 귀띔을 주었다. (아쉽게도 실제로 키스가 이 대사를 하는 것을 듣지는 못했다!)

여러분이 어떤 문장을 반복하는 것이 가장 유용한지 결정하고 나면, 어떻게 이 문장을 매번 새롭게 말할지 고민해보라. 키스가 "네가 감히?"라는 문장을 다양하게 반복하는 것처럼 말이다. 우선 이 페이지에 가장 많이 사용하는 요가 수업 및 큐잉 문장을 목록으로 적어보라. 그다음에는 문장별로 몇 가지 변형을 적어보라. 그 이후에 각 변형이 의미를 가질 수 있도록 억양을 바꿔가면서 큰 소리로 읽어보라. 용기를 내어 이 과정을 녹음한 다음에 본인에게 친절하고 관대한 마음을 가지고 이를 다시 들어보라. 가장 많은 것을 배우는 방법이다.

떤 부분에 힘을 빼더라도 같은 성과를 얻을 수 있을까?" "어떤 활동은 덜 하면서도 기분이 좋아질 수 있을까?" "어떤 부분에서 힘을 빼면 과잉 업무를 하고 있다는 점을 알아챌 수 있을까?"처럼 말이다. 알렉산드라는 "몸이 숨을 쉬도록 두세요."라는 말을 자주 사용한다. 동작의 시작 혹은 끝에 이완을 도와주는 큐잉인 것이다. 생각의 속도를 줄이고, 몸이 그저 있는 그대로 숨 쉬도록 두어야 한다고 다정하게 안내해주는 것이다. 대부분의 수업에서 이 말을 하지만, 힘든 자세를 취할 때는 약간 변형을 가한다. "몸이 이 부분에서 조금 힘을 빼도록 두면 어떨까요?"라거나 "이 자세는 몇 초 더 가져갈 건데, 조금 몸에 힘을 빼고 숨을 쉬어볼까요?"라고 말이다.

본인이 가장 많이 반복하는 말이 무엇인지 들어보라. 아마 여러분의 상위 10개 주제에서 발견할 수 있을 것이다. 그래도 애용하는 문구나 단어가 무엇인지 잘 모르겠다면 수업을 녹화해보라. 반복적으로 하는 말 중에서 도움이 되는 말들, 즉 "숨 쉬세요."나 "힘 빼세요."나 "턱과 얼굴을 이완시키세요." 도 있을 것이고, 반면에 "음" "자, 이제, 앞으로" 같은 추임새나 개인적으로 많이 사용하지만 버리고 싶은 습관성 어투도 있을 것이다.

반복이 너무 잦으면
효과가 반감된다

익히 알겠지만, 미국 연방통신위원회*Federal Communications Commission* 규정에 따라 라디오 방송국은 저마다 고유 시보 멘트가 있다. 각 방송국의 아나운서들은 이 시보 멘트가 어느 정도 걸리는지 빨리 파악한다. 주로 10초 내외인데, 방송 시간이 부족할 때 이 멘트를 빠르게 할 방법도 재빨리 파악해야 한다. 6년간 공영 라디오 방송국에서 아나운서로 근무한 세이지에 따르면, 시보 멘트를 할 때는 속도뿐만 아니라 기계처럼 단조로운 어조로 말하는 대신 사람이 말하듯 이야기하는 것도 중요하다.

    승무원들이 자동화된 기계음처럼 안전 수칙을 읊는다고 생각해보라. 승무원들도 지겨울 것이고, 승객들도 지겨울 것이고, 메시지도 제대로 전달되지 않을 것이다. 이 정보가 사람들의 생사를 결정지을 수도 있다는 점을 감안하면 전혀 바람직하지 않다. 반면에 사우스웨스트 항공*Southwest Airlines*의 안전 수칙을 한번 떠올려보라. 승무원들은 각각 멘트에 자신의 개성을 담는다. 종종 놀랍거나 우스꽝스러운 내용이 포함되는데, 그렇기에 승객들의 이목을 끈다.

    요가 강사도 마찬가지이다. 우리는 수업을 시작하고 끝낼 때마다 "내 안의 빛이 여러분 안의 빛을 존중합니다."와 같은 판에 박힌 문구를 로봇처럼 매번 같은 톤으로 말하곤 한다. 다시 말하지만, 본인에게 이런 습관이 있는지 확실하지 않은 경우라면 수업을 녹음 또는 녹화해보라. 자신이 그렇게 말하고 있다는 것을 바로 파악하게 될 것이다. 더욱 흥미롭고 재미있는 수업을 만들기 위해서는 이러한 문구를 다루는 워크숍에 참여하라.

    물론 그렇다고 "내 안의 빛이 여러분 안의 빛을 존중합니다."와 같은 문구가 무조건 반복적이라거나 의미가 없다는 것은 아니다. 여러분이 이를 정말 느끼면서 말을 하고 있는지, 의미를 담고 있는지가 중요한 것이다. 여러분이 내뱉고 있는 문구가 본인에게도 정말 의미 있는 말인지도 중요하다.

연습해보기

상용어구에
생기를 더하라

수업의 시작과 끝에 주로 사용하는 문장을 적어보라. 항상 사용하는 환영의 말일 수도, 수업 끝에 급하게 하는 마무리 문장일 수도 있다. 늘 같은 단어를 같은 순서로 말할 것이므로 아마 쉽게 느껴질 것이다.

다음으로는 그 말을 전할 수 있는 다른 방법을 최소한 3가지 이상 찾아보라. 메시지는 그대로이나 전달 방법을 바꾸는 것이다. 이렇게 먼저 변주할 방법을 찾아본 다음, 본인에게 편하고 친숙하지만 여전히 새로움이 남아 있게끔 이를 연습해보라. 6개월에서 12개월마다 이 연습을 계속하다 보면 지루한 반복의 늪에 빠지진 않게 될 것이다.

_____

_____

_____

_____

_____

_____

_____

일 년 내내
주제를 반복하기

이 책을 다 읽고 나면, 주별 수업을 일 년 내내 진행하기 충분할 만큼의 주제를 알게 될 것이다. 여기에 더해 본인이 54개 이상을 더 만들게 되면, 그다음 일 년간 수업하기에도 충분할 정도로 주제가 쌓이게 되는 것이다! 그렇긴 하지만 매주 새로운 주제를 소개할 필요는 없다. 그렇게 하면 오히려 수업이 다양성에 치중되어 일관성을 잃게 된다.

대신 어떤 주제는 여러분에게도, 수강생들에게도 특히 잘 와닿을 것이다. 이런 주제는 담아두고 일 년 내내 자주 반복하는 것이 좋다. 계절별로 적합한 주제도 있고 개인적으로, 지역적으로 또는 전 세계적으로 일어나는 일 때문에 더욱 의미 있게 느껴지는 주제도 있다.

특정 문구를 반복해서는 안 된다는 두려움 때문에 주제의 반복까지 걱정할 필요는 없다. 같은 주제라도 신선함을 더할 수 있다면(여러분도 매년 계속 변화하고 성장할 것이기 때문에 신선함은 더해질 수밖에 없다), 수강생들도 그 주제를 좋아할 뿐만 아니라 반복해서 다루기를 적극적으로 원하게 될 것이다.

6 영감이 없을 때는 어떻게 해야 하는가

　매일 아침 함박웃음을 지으며 감사한 마음으로, 디즈니 영화 속 동물 친구들처럼 침대를 박차며 하루를 시작하는 사람은 없다. 그런 사람을 알고 있을 수도 있지만, 안심하라. 우리는 그런 사람들이 아니다. 요가 강사들과 요가 수련생들도 사람이다. 이들도 가끔 얼굴을 찌푸리며 아침에 눈을 뜨거나, 직장이나 가정에서 스트레스를 받거나, 잠을 충분히 못 자곤 한다. 다시 한번 말해보겠다. 요가 강사들도 사람이다. 가장 사랑받는 구루들*gurus*조차도 일이 안 풀리는 날이 있다. 요가 강사들끼리 흔히 하는 농담이 있는데, 요가 강사들은 종종 매우 감정적이거나 성취 지향적이라 울적해지기 쉽다는 말이다. 우리가 요가에 끌린 이유가 이런 강렬한 감정을 통제하기 위함이라는 것이다.

　어떨 때는 요가 매트를 펴는 순간부터 평정심과

온화함으로 요가 수업을 진행할 준비가 갖춰진다. 잠을 충분히 잘 자고, 한 주를 균형 있게 보내고, 마음이 평화로운 상황이라면 당연히 요가를 가르치고 수행하기도 훨씬 쉽다. 물론 요가를 하는 이유도 바로 그와 같은 평화로움에 다다르기 위함이다. 그러나 모든 순간에 특히 요가 강사로서 매번 그런 상태를 유지하는 게 가능하다고 믿는 것은 비현실적이다. 그래서 영감을 받을 때, 주제를 정하기 위한 몇 가지 수단이 있으면 유용하다.

이 챕터에서는 여러분이 영감을 찾고 이를 유지할 수 있도록 몇 가지 팁을 알려줄 것이다. 하지만 가장 중요한 수단 역시 함께 알려주고자 한다. 본인이나 다른 사람들에게 영감이 될 말이 전혀 떠오르지 않는 기분일 때에는 자신을 놓아주는 방법이다. 그 역시 요가 행위의 일부이다. 가끔은 지치고 짜증이 난 상태여도 괜찮다. 단언컨대 그럴 때도 좋은 수업을 할 수 있다. 다음 문장을 함께 말해보자. "요가 강사들도 사람이다."

영감 찾기

막혔다는 생각이 들면서도 또 무언가 찾기만 하면 될 것 같다 싶으면 이 섹션을 살펴보라. 수업에서의 주제가 너무 길어지거나 단어가 뒤죽박죽인 것 같은가. 똑같은 말을 자기 자신에게나 수강생들에게나 하고 또 하고 있는 것 같은가. 이 책을 모두 읽고 나면 총 108개 이상의 완전한 주제를 손에 넣을 수 있게 될 것이다. 하지만 그 전에 본인 내면에서 창의적이고 영감이 넘치는 모습을 불러낼 수 있는 방법을 알려주겠다.

연 습 해 보 기

감사 목록 만들기

감사한 일들의 목록을 만드는 것은 자기계발서나 심리 치료의 기본이며, 행복을 위한 매일의 요가 수련에서 점차 중요시되는 부분이기도 하다. 이렇듯 감사 목록이 모든 곳에서 중시되는 데에는 이유가 있다. 효과가 있기 때문이다. 감사 목록을 통해 새로운 주제를 찾거나 요가 수련이나 강습에서 영감을 줄 수 있는 두 가지 방법을 제시해보겠다.

목록 1.
요가 수련에서 가장 감사한 바를 목록으로 적어보라. 최대한 우습거나 구체적인 것이 좋다. (알렉산드라는 이 목록을 만들면서 가장 첫 번째로 적은 이유가 "매일 요가복을 입을 수 있어서"였다.) 원한다면 다음 질문으로 시작해보아도 좋다. "요가를 알게 되어서 가장 행복한 점은?"

회복 자세(받침대를 받친 물고기 자세나 여러분이 좋아하는 자세를 취하면 된다)로 몇 분 정도 쉬면서 답을 고민해보라. 그런 다음, 목록을 적어보라. 요가를 한 지 꽤 되었다면, 이를 통해 본인이 요가를 시작하게 된 근원을 상기해볼 수 있다.

목록 2.

오늘 감사한 이유를 모두 적어보라. 지금 당장 일어나는 일을 중심으로 적지 않아도 좋다. 지금의 이 삶을 누리게 된 여러 상황을 돌아보면서 적어보아도 좋다. ("대학을 졸업하고 이 지역으로 이사를 와서 매년 아름다운 가을을 즐길 수 있게 되어 감사하다."와 같은 내용도 좋다.) 만약 글을 쓰는 지금 행복하지 않거나 깊은 불만이 있는 상황이라면, 작게 시작하라. 숨을 쉴 수 있어서, 조용한 공간이 있어서, 한 잔의 차를 마실 수 있어서 감사함을 느끼는 것이다. 여러분 주변의 소소한 평화를 발견해보자.

연습해보기

감정에
이름 붙이기

2016년 6월 3일 자 《뉴욕타임스》에 실린 토니 슈와츠Tony Schwartz의 연구인 〈감정에 이름을 붙이는 것의 중요성The Importance of Naming Your Emotions〉에 따르면, 감정에 최대한 분명하고 명확한 이름을 붙이면 그 감정을 더 잘 처리하고 더 잘 이해할 수 있게 된다고 한다. 여러분이 감정의 영향을 받고 있음을 인지하고 그 감정이 정확히 무엇인지 구체화하는 과정에서 감정에 끌려다니기보다 그에 동화될 수 있는 것이다. 예컨대 오늘 어떤 기분인지 인지해보고, 이에 대해 뭐라고 말할 수 있을지 생각해보라. 전반적인 감정 상태에서 시작하면 된다.

나는 슬픔을 느껴.

그리곤 최대한 구체적으로 그 감정의 중심으로 들어가는 것이다. 예를 들어보겠다.

나는 시간의 흐름에 대해 깊은 권태감을 느껴. 가을 날씨는 항상 그런 기분이 들게 하는 것 같아! 또 요즘 정치면을 보면 암울하고 절망적인 감정이 들어. 우리 사회의 리더라는 사람들이 끊임없이 정신 나간 소식들을 만들어내는 걸 보면 희망을 가지기가 어렵지. 마지막으로 피곤함을 느끼기도 해. 어젯밤 잠을 잘 못 잤어. 오늘 세상이나 삶을 바라보는 내 태도가 이런 건 다 잠이 부족해서야.

_____

_____

_____

연습해보기

예상하지 못한
즐거움

세이지는 (#ujoy라는 해시태그와 함께) 매일의 예상하지 못한 즐거움을 기록하는데, 이 방법은 어디에나 존재하는 행복의 가능성을 찾는 데 유용하기 때문이다. 54개의 주제를 제공하는 파트 2에서 이런 아이디어를 볼 수 있을 것이다. 이 활동은 영감을 찾는 데에도 효과적이다. 첫 번째 단계는 여러분 주변에서 어떤 일이 일어나고 있는지에 관심을 가지는 것이다. 두 번째 단계는 예상하지 못한 곳에서 좋은 점을 찾는 것이다. 낯선 이들과의 대화, 사람 얼굴처럼 생긴 나무와 같이 사소하지만 즐거운 놀라움들을 찾아보라. 예상하지 못한 즐거움에 주의를 기울이다 보면, 이를 더 자주 발견하게 될 것이다. 최근 예상하지 못했지만 반갑고 놀라웠던 일들이 있었다면 적어보라.

연 습 해 보 기

중요한 교훈

인생을 돌아보면 아마 되새기고 또 되새기는 이야기들, 본인들에게 가장 깊이 영향을 미쳤던 선택들, 힘들게 얻은 교훈들이 있을 것이다. 여러분 인생에서 이런 교훈들은 매우 중요한 주제일 것이고, 이를 발견한다는 것은 언제든 돌아올 수 있는 본인만의 진솔한 주제를 찾게 된 것이다. 물론 그러한 인생의 주제 속 사생활은 수업 시간에 공유하기에 너무 개인적이라 생각될 수 있다. 충분히 그럴 수 있다. 하지만 여러분을 있게 한 주제와 교훈을 찾는다는 것은, 곧 이 주제에 대해서는 전문가와 같은 기분이 든다는 것을 의미한다. 그리고 자기가 잘 아는, 자신과 맞닿아 있는 주제를 가르치고, 리드하고, 수련하는 것은 훨씬 쉽다.

먼저 다음 질문들에 대해 간단히 적어보자. 인생에서 가장 어렵고 힘든 선택은 무엇이었고, 왜 그런 선택을 해야 했는가? 그와 같은 선택을 통해 어떤 교훈을 얻었는가? 이제껏 가장 크게 잃은 것과 가장 크게 얻은 것은 무엇인가?

_____

_____

_____

_____

_____

신선함을
유지하기

인생에서나 영감을 받는 것에서나 늪에 빠진 상황이라면, 이 책의 연습해 보기들을 통해 글을 쓰는 것은 좋은 방법이다. 하지만 본인의 삶을 돌아보는 것도 중요하다. 지금 자신을 잘 돌보고 있는가? 열린 마음으로, 적극적으로 영감을 찾고 있는가?

자기 돌봄

요가를 가르치고 수행할 준비를 하기에 앞서 가장 중요한 단계는 자기 자신을 돌보는 것이다. 여유시간과 여윳돈이 있다면 여러 방식으로 자신을 돌볼 수 있겠지만, 적어도 충분한 수면을 취하고, 한 주에 최소 하루 정도는 쉬고, 자기 자신에게 다정하고 너그러워질 기회(와 자기 자신을 사랑하는 마음!)를 주어라. 이는 집에서 페디큐어를 하는 것일 수도, 잠을 더 자는 것일 수도, 회복 요가 수업을 듣는 것일 수도, 마사지를 받는 것일 수도 있다. 내 안의 우물이 비어 있다면 다른 사람에게 베푸는 것(요가를 가르치는 일의 거의 전부라 해도 무방하다)이 어려워진다. 본인이 충만하고, 충분히 케어를 받았고, 휴식을 취했고, 안전하고, 괜찮다고 느끼려면 무엇을 해야 하는지 한번 적어보라. 그리고 한 주 동안 그중 우선시할 것을 정하라. 자기 돌봄은 건강관리이다. 선택이 아니라 필수이다.

수업 듣기(열린 마음으로!)

집에서 수련하는 것을 좋아하는 사람이라면 자신만의 공간 속 본인의 요가 매트 위에서 고요히 수련하는 게 편할 수 있다. 하지만 인기 많은 강사나 새로운 강사가 하는 수업을 들어보면 새로운 방식, 새로운 관점, 혹은 마음을 울리는 새로운 주제를 찾을 수도 있다. 가능하다면 일주일에 한 번은 요가원에서 수업을 들어라. 또, 이미 좋아하고 애정하는 강사가 있다고 하더라도, 다른 수업을 찾아 듣거나 다른 강사를 찾아보도록 하라. 본인의 관점도 더욱 넓어질 것이며, 신선한 메시지를 들을 수 있게 될 것이다.

만약 이미 수업을 듣고 있는 강사라면, 더욱 어려운 숙제를 내주겠다. 다른 강사들을 속으로 평가하지 말고 수업을 들어보도록 하라. 특히 요가지도자 과정을 막 마무리한 사람이라면 이것이 더욱 어렵게 느껴질 수도 있다. 자기 비평이나 그룹 피드백에 익숙해져 있을 것이기 때문이다. 하지만 상대 강사의 언어습관을 지적하는 머릿속 비평가를 잠재우도록 노력하고, 다음 시퀀스가 무엇일지 한발 앞서 짐작하는 습관을 버리도록 하라. 그저 몸을 움직이고 강사의 말을 듣는 데에만 집중하라. 영감을 갈망하며 열린 마음으로 수업에 온다면, 영감을 받게 될 것이다.

읽고, 읽고, 또 읽어라

다시 한번 말하겠다. 소설이건, 요가 철학이건, 《뉴욕타임스》이건, 매일 조금씩 읽으면서 영감을 주는 아이디어, 인용구, 관점을 찾아보라. 좋아하는 부분은 쉽게 다시 찾을 수 있게 저장하는 방법을 고안하라. 기술을 이용하면 꽤 쉬울 것이다. 즐겁고, 호기심이 생기고, 희망차고, 열린 마음을 가지게 하는 것들을 읽어라. 반대로 그와 상반된 기사나 책에 대한 소비는 제한하라. 절망감처럼 영감의 문을 빨리 닫는 것은 없으며, 24시간 종일 이어지는 뉴스는 끊임없이 절망을 생성하는 기계와도 같다. 그러한 콘텐츠의 소비를 줄이라!

그래도
영감이 생기지 않는다면

아무리 자기 돌봄을 실천하고, 충분한 숙면을 취하고, 메리 올리버*Mary Oliver*의 시를 많이 읽는다고 하더라도, 가끔은 전혀 고무적이거나 유용한 말이 안 떠오를 때가 있다. 걱정하지 말라. 그래도 괜찮다. 내 안의 우물이 말랐다고 느낄 때도 선생님으로서 아름다운 수업을 진행할 수 있다. 다음 방법을 시도해보라.

언제든 꺼내 쓸 수 있는 주제를 찾아라

수강생들이 언제나 공감할 수 있고 어느 상황에서나 진실하고 유용한, 포괄적인 주제를 생각해두라. 54개의 주제를 제공하는 파트 2에서도 찾을 수 있겠지만, 아직은 발견하지 못한 본인만의 주제가 있을 수도 있다. 알렉산드라는 '지금 이 순간에 집중하세요.'라는 주제를 반복해서 사용한다. 이 주제는 수강생들(과 알렉산드라)에게 지금 이 순간을 느낄 수 있도록 하므로 사용할 때마다 신선한 느낌과 영감을 준다. 세이지는 노력과 여유, 힘주기와 힘빼기, 스트레스와 휴식 간의 균형을 잡으라는 주제를 자주 사용한다. 이 주제는 수업이 격렬하거나 아주 부드럽거나 상관없이 모든 수강생에게 와닿는 듯 보인다.

그저 호흡하라

자기 자신에게 혹은 수강생들에게 별달리 할 말이 없다면 호흡에 집중하라. 이는 늘 수강생들에게 도움이 되는 심오한 수련이다. 다양한 프라나야마*pranayama* 수업을 진행하는 것이 편안하다면, 다양한 자세 또는 부분에서 여러 호흡법(벌 소리 호흡법, 양 콧구멍 교대 호흡법, 사자 호흡법, 세 단계 호흡법 등)을 중심으로 수업을 구성해보라. 말할 내용이 많지 않을 때는 이처럼 호흡에 집중하도록 가르치는 것이 쉽다. 수업을 그렇게 복잡하게 구성할 필요도 없다. 꼭 다양한 호흡법을 가르칠 필요는 없으며, 수강생들(그리고 본인!)에게 그저 다시 호흡으로 돌아올 것을 가르치면 된다. 그것만으로도 주제가 된다.

알렉산드라는 우리 둘 다 좋아하는 마이클 존슨Michael Johnson이 진행하는 '요가와 긍정심리학 워크숍'을 들었을 때 이런 질문을 했다고 한다. "요가 강사 본인이 그늘진 상태라면 어떻게 수업을 진행해야 하는가? 정말 끔찍한 하루를 보낸 후 요가 매트 위에서 요가 수업을 진행해야 할 때는 무엇을 해야 하는가? 이럴 땐 주제를 어떻게 떠올리는가? 본인이 평화롭거나 현재에 존재하지 않는 상태인데 평화와 현재에 머물기에 대해 진심으로 가르칠 수 있는 것인가? 도대체 무슨 말을 해야 하는가?"

하지만 이에 대한 마이클의 답변을 들은 이후부터 알렉산드라는 더는 고뇌하지 않게 되었다. 마이클은 "애쓰지 마세요."라고 말했다. "그저 수강생들이 자세를 취하도록 부드럽게 안내하고, 숨 쉬는 것을 잊지 말라고 말해주면 됩니다." 즉, 마이클은 알렉산드라가 줄 수 있는 것이 그게 다라면, 그것이야말로 진실한 주제라는 것을 일깨워준 것이다. 물론 이 책은 요가 수업의 주제 정하기에 관한 것이며, 우리는 명확한 수업 의도가 있는 요가 수업과 수련이 최고라고 생각한다. 하지만 정말 아무것도 줄 수 있는 게 없는 상황일 때는, 한발 물러서서 내가 지금 줄 수 있는 것, 즉 움직임과 호흡을 주는 것이 최선이다. 가끔은 요가의 필수 요소인 이 두 가지만으로도 충분한 주제가 될 수 있다.

이 책의 초안을 작성하는 동안, 세이지는 시어머니 집에서 머물던 도중 월요일 새벽 2시에 집에 불이 나는 경험을 했다. 집에 있던 모든 가족에게 당장 집 밖으로 나오라고 소리를 질러야 했고, 집이 불에 타는 것을 보아야 했다. 새벽 3시에 알렉산드라에게 본인의 오후 6시 수업을 대신 맡아달라고 연락을 했지만, 시어머니가 세이지와 가족들에게 집으로 돌아가도 된다고 강경하게 이야기하는 바람에 결국 직접 수업을 진행하게 되었다.

그날 세이지가 수강생들에게 화재 사건을 이야기했을까? 물론이다. 너무 지친 기색이 보이거나, '오른쪽'과 '왼쪽'을 바꿔 말할 수도 있으니까 말이다. 그렇다면 그 화재를 수업 주제로 삼았을까? 아니다. 아직 너무 발생한 지 얼마 되지 않아 소화가 충분히 되지 않았기 때문이다. 언젠가는 그 주제를 다룰 것이다. 하지만 그날은 몸의 움직임과 호흡만을 가르치며 수강생들과 서로 연결되는 것만으로도 충분했다. 그리고 세이지 본인도 본인의 트라우마에 집중하기보다 수강생들을 위해 시간을 보내며 기분이 나아질 수 있었다.

가끔은 아주 꼼꼼하게 준비한 주제라도 인생에서 발생하는 일들과 뉴스 때문에 의미가 없어지기도 한다. 세이지는 샌디훅*Sandy Hook* 총기 난사 사건, 펄스 나이트클럽*Pulse Nightclub* 총기 난사 사건, 라스베이거스 총기 난사 사건 당일 혹은 바로 다음 날 수업을 진행해야 했다. 그런 비극적인 사건 앞에서는 수업에서 말하는 모든 것이 다 하찮게 느껴질 수 있었다.

그리고 지난 15년간 요가를 가르치면서 가장 힘들었던 경험은 한 부부와 그들의 가장 친한 친구가 참여하는 정규 개인 레슨에서, 그 남편이 사망한 이틀 뒤 수업을 진행해야 할 때였다. 그러한 슬픔에 대해 도대체 뭐라 말할 수 있을 것인가? "정말 어려운 상황 속에서도 수업에 와주셔서, 이 수업을 믿어주셔서 감사합니다. 지금 이곳에 함께 있는 만큼 우리 같이 호흡합시다."

PART 2

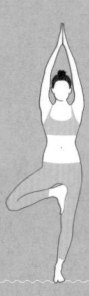

54가지
요가 수업 주제

이 파트에서는 총 54개의 주제와 실제 수업에서 이를 어떻게 다룰 수 있는지 정리해놓은 템플릿을 제공한다. 다양한 선택지를 함께 제공함으로써 각 주제를 유연하게 활용할 수 있게 하였고, 일부 주제를 다룰 때는 해당 템플릿을 어떤 관점으로 활용하면 좋을지도 간단하게 설명했다.

주제를 54가지로 한 이유는 두 가지이다. 먼저, 주제가 54가지이기에 일 년 동안 한 주에 한 가지 이상의 주제를 사용할 수 있다. 만약 본인이 늪에 빠져 있거나, 자신의 목소리와 주제를 찾는 데 어려움을 느낀다면 이 주제들을 통해 많은 것을 얻을 수 있다. 두 번째로, 숫자 54는 요가에서 신성시되는 수인 108의 절반이다.(108이 신성시되는 이유는 여러 가지가 있으며, 해석에 따라 다르다.) 우리는 주제의 가짓수 자체가 주제를 가진다는 점, 그리고 요가의 지혜와 전통과 연결된다는 아이디어가 마음에 들었다.

이 주제들을 활용할 때, 수업에서 시도해보고 적합하다고 생각이 되면 우리가 사용한 단어를 그대로 사용해도 좋다. 혹은 그저 전반적인 가이드로 삼아 수업 중 여러 주제를 교차해서 사용할 수도 있다. 각 주제에서 가장 공감이 되는 문구나 아이디어를 취사선택하면 된다. 그만큼 이 템플릿은 여러분이 창의성과 해석력을 발휘할 수 있도록 여러 선택지를 제공할 것이다. 예를 들어, 몇몇 주제에서는 해당 주제와 관련 있는 노래 한 두 곡을 포함했다. 여러분들은 이 노래들을 활용해서 본인만의 요가 플레이리스트를 만들 수도 있다.(아니면 노래는 아예 무시해도 된다. 우리도 수업 도중에는 음악을 재생하지 않는다.)

주제와 관련 있는 찬트, 인용구, 만트라 등 의미 있는 문구도 함께 적어두었다. 어떤 주제에서는 시를 포함하기도 했다. 몇몇 수강생들은 요가 철학이 문학과 연결되는 것을 좋아하기 때문이다.(또, 우리 둘 다 문학을 공부했기 때문에 의미가 있기도 하다.) 하지만 앞서 말했듯이 결국 여러분이 공감할 수 있는 부분을 취사선택하면 된다. 본인에게 특히 잘 맞는 단어들은 표시해두라. 그리고 책에 나온 주제들을 활용할 때 여러분에게 떠오른 다른 아이디어도 적어보라.

수강생들은 요가 자세와 더불어 더 많은 것을 가르쳐주는 여러분의 열정에 감사할 것이다.

7 야마와 니야마 가르치기

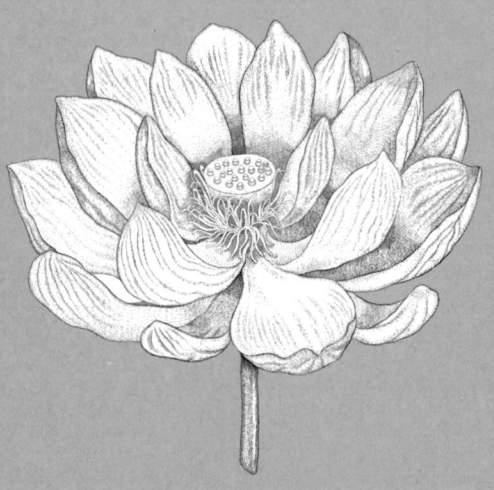

01
야마(1): 아힘사

주제에 대한 간략한 설명과 주제 선정 이유

첫 번째 야마*yama*(금기사항)는 아힘사*ahimsa*이다. 아힘사는 '비폭력' 혹은 '해를 끼치지 않을 것'으로 번역될 수 있는데, 이는 요가의 핵심이다. 요가 매트 위에서 수련할 때는 자기 자신을 사랑으로 대해야 하며, 해를 가해서는 안 된다. 요가 매트 이외의 공간에서도 자기 자신과 다른 사람에 대한 사랑을 이어가야 한다. 아힘사는 모든 행동이 사랑에서 비롯될 수 있음을 상기시켜주는 것이다. 아힘사는 요가의 중심에 사랑이 있다는 점을 일깨워준다.

주제와 관련된 찬트/노래/만트라/인용구/시

- 노래: <Bomb the World(세상을 폭격하라)> -마이클 프란티*Michael Franti*
- 노래: <Peace Train(평화 열차)> -캣 스티븐스*Cat Stevens*
- 인용구: 무엇보다도 해를 끼치지 말라.(First, do no harm.)
- 인용구: "폭력을 줄이는 데 가장 필요한 것은 두려움으로부터의 해방이다." -B.K.S. 아헹가*Iyengar*의 《요가 디피카: 육체의 한계를 넘어》 중에서

주제와 어울리는 자세

앉아서 하는 명상 혹은 누워서 하는 명상. 하지만 큐잉을 동반한 어려운 동작도 가능하며, 아치 자세(우르드바 다누라아사나, Urdhva Dhanurasana) 또는 팔각 자세(아스타바크라아사나, Astavakrasana)와 같이 어려운 동작을 좋아하지만 동시에 사랑을 담아 동작을 진행하기를 원하는 수강생들을 위해 큐잉을 제공하라.

주제를 한 문장으로 표현한다면

사랑을 담아 움직이라.

수업에서 활용할 수 있는 단계별 표현

✳ **오프닝**

비폭력은 가장 중요한 윤리적 원칙입니다. 아마 여러분이 대놓고 폭력적인 사람은 아니겠지만(아니기를 바랍니다!), 아헹가는 폭력이란 '마음의 상태'라는 점을 일깨워줍니다. 오늘 우리가 하는 모든 자세는 해로운 마음에서 비롯될 수도, 무해한 마음에서 비롯될 수도 있습니다. 몸을 억지로 움직이는 대신에, 몸이 사랑을 담아 움직이게끔 놓아주세요.

✳ **동작 중**

아힘사는 모든 자세와 호흡, 단어의 중심에 존재할 수 있습니다. 사랑을 담아 움직이세요.
평화로운 마음으로 자세를 취할 수 있나요?
그다음 동작을 하기 전에, 우리가 다 함께 이 동작을 시도한다는 점을 생각하세요. 서로 응원해주는 사람들과 함께하는 거예요. 모두가 사랑을 담아 움직이고 있습니다.

✳ **휴식 중**

천천히 호흡하세요. 심장이 차분해지는 것을 느껴보세요. 우리는 모두 호흡하며 평화로운 상태입니다. 평화와 사랑은 폭력, 해로움, 두려움의 반대말입니다. 지금의 평화로움을 느껴보세요.

✷ **클로징**

요가가 끝난 뒤에도 이 평화로움과 사랑의 마음을 이어갈 수 있나요? 운전 중 갑자기 다른 차가 끼어들 때도, 집에 돌아갔을 때 아이들이 짜증을 낼 때도 비폭력의 마음을 유지할 수 있나요? 비폭력이란 마음의 상태이며, 진정한 요가는 요가 매트 밖에서 진가를 발휘합니다. 사랑을 담아 움직이세요.

더 나아가기

요가 철학을 하는 사람들은 아힘사를 약간씩 다르게 해석한다. 아힘사는 불교에서도 사용되며, 다른 책을 더 읽어보면서 이를 더 깊게 탐구할 가치가 있다.

02
야마(2): 사트야

주제에 대한 간략한 설명과 주제 선정 이유

두 번째 야마인 사트야*satya*는 '진실'을 뜻한다. 진정한 요가인으로 가는 여정에서 진정성과는 본질적으로 거리가 있는 부정직함이 설 자리가 있을까? 우리가 다른 이들에게 진실하지 않다면 본인에게 맞는 진실은 어떻게 찾을 수 있을까? 아헹가의 가르침처럼, 부정직하다는 것은 세상과 조화롭지 않다는 것이다. 하지만 T.K.V. 데시카차르*Desikachar*는 이를 한 번 더 아름답게 꼬아버린다. "사트야는 절대 아힘사를 위한 노력을 방해해서는 안 된다." 즉, 다른 사람들에게 사실을 말함으로써 그들에게 상처를 주게 된다면, 침묵을 지켜야 한다는 것이다. 이는 이 세계가 아주 복잡한 곳이며, 우리는 사랑과 진솔함을 기반으로 행동하려 최선을 다하되, 종종 이 두 가치는 상충할 수 있다는 점을 되새겨주는 말이다.

하지만 진솔함 중에서도 핵심은 자신에게 진실해지고자 하는 욕구이다. 그렇기 때문에 오늘날 요가에서는 '자신만의 진실을 찾는 것' 혹은 '자신만의 진실을 말하는 것'을 많이 다룬다. 그처럼 진실해지려면 정말로 많은 용기가 필요하다! 먼저, 스바드야야를 충분히 행해서 본인이 정말 무엇을 믿는지를 이해할 필요가 있다. 다음으로는, 본인이 생각하고 느끼는 것이 다른 사람들의 그것과 다르다 할지라도 이를 말할 의지가 있어야 한다. 가장 정교한 형태의 사트야란 바로 자신만의 진실에 따라 살아가는 것이다.

주제와 관련된 찬트/노래/만트라/인용구/시

- 만트라: 옴 크리얌 나마*Om Kriyam Namah* ("나의 행동은 우주와 연결되어 있다.")
- 인용구: "자기 안의 이야기를 말하지 않는 것만큼 큰 고통은 없다." -조

라 닐 허스턴*Zora Neale Hurston*의 《길 위의 먼지 자국*Dust Tracks on a Road*》 중에서
- 인용구: "진실한 마음이 곧 진정한 자신이다." -틱낫한*Thich Nhat Hanh*의 《거기서 그것과 하나 되시게》 중에서

주제와 어울리는 자세

자기 자신의 진실을 말하는 이 주제는 가슴을 여는 자세와 매우 잘 어울린다. 즉 낙타 자세(우스트라아사나, Ustrasana), 활 자세(다누라아사나, Dhanurasana), 아치 자세(우르드바 다누라아사나, Urdhva Dhanurasana)가 그 예이다. 날숨에 혀를 내미는 사자 호흡*Lion's Breath*도 본인의 목소리가 흘러나오게 한다는 아이디어를 잘 강조한다. 명상도 좋다.

주제를 한 문장으로 표현한다면

자신만의 진실은 무엇인가?
깊이 귀 기울여보아라. 무엇이 들리는가?

수업에서 활용할 수 있는 단계별 표현

✲ 오프닝

현대 문화에서는 자신만의 진실을 찾으라는 이야기를 많이 하지만, 이게 정확히 무엇을 의미하는 것일까요? 진실을 '어떻게' 찾을 수 있을까요? 이는 본인이 자기 자신에게 늘 말하고 있던 내용을 귀담아듣는 것을 의미합니다. 즉 이미 본인에게 내재된 지혜가 있는 것입니다. 정답은 내 안에 있습니다. 새로 무언가를 찾을 필요가 없습니다. 그저 듣기만 하면 됩니다. 요가와 명상은 이미 그 자리에 있는 것을 진심으로 귀 기울여 들을 수 있는 공간과 침

묵을 허용하는 것입니다.

✳ 동작 중

그 자세에 다다르세요.

그 자세에서 빛을 발하세요.

그 자세에서 자기 자신을 찾아보세요.

진실함을 담아 움직이세요.

몇 가지 선택지가 있습니다. 본인에게 맞는 자세를 연습해보세요.

✳ 휴식 중

귀를 기울여보면 무엇이 들리나요?

동작과 동작 사이의 이 공간에서 잠시 멈추고 자신의 심장박동과 자신의 내적 자아의 이야기를 들어보세요.

자신의 몸이 어떤 이야기를 하고 있나요?

✳ 클로징

다시 세상으로 나가기 전에 이 침묵의 공간에서 내면 깊숙한 자신의 목소리를 다시 한번 들어보세요. 내 안의 자아를 돌아보는 것, 그곳에서 들리는 자신의 욕구를 따르는 것을 두려워할 필요가 없습니다. 자신만의 진실에 귀 기울이세요.

더 나아가기

사람들은 '자신만의 진실에 따라 살아가는 것'에 대해 많이들 이야기한다. 인터넷 검색이나 독서를 통해 내면의 목소리에 귀 기울이고 자신만의 진실을 찾는 사람들의 이야기나 그와 관련된 다양한 자료들을 깊이 탐색해보는 것도 재미있을 것이다. 혹은 이 주제를 요가와 연결하면서 이것이 여러분에게 어떤 영감을 가져다주는지 지켜보라!

03

야마(3): 아스테야

주제에 대한 간략한 설명과 주제 선정 이유

아스테야*asteya* 혹은 '훔치지 않기(불투도)'는 꽤나 기본적인 개념이다. 우리는 자신의 물건이 아닌 것은 훔치지 않아야 한다고 권고받는다. 요가에서는 이 개념이 흥미롭게 적용된다. 그 순간, 혹은 요가 전반에 있어 나의 몸에 맞지 않는 자세를 억지로 시도하고 싶어질 수 있다. 하지만 이는 부상으로 이어질 수 있기에, 아힘사의 개념과 완전히 반대된다. 아스테야를 단지 물건을 훔치는 것 이상으로 생각하면 이해가 쉽다. 다른 사람들의 시간과 에너지를 훔칠 수도 있는 것이다. 다른 이가 받아야 하는 관심을 훔치게 될 수도 있다. 요가원에서도 이런 현상이 발생할 수 있다. 한 수강생이 어려운 자세를 하게 되면, 다른 수강생들은 함께 성공의 기분을 느낄 수도 있고, 질투심을 느낄 수도 있다. 이를 일반적인 의미의 '훔치는 행위'로 생각하기 어려울 수 있지만, 실제로는 그러하다.

주제와 관련된 찬트/노래/만트라/인용구/시

- 노래: <Steal My Sunshine(나의 햇빛을 훔치는 이)> -렌*Len*
- 노래: <Her Hollow Ways(그녀의 공허한 길)> -데인저 마우스*Danger Mouse*, 다니엘 루피*Daniele Luppi*
- 인용구: 당신은 충분합니다. 당신은 충분히 잘하고 있습니다. 당신은 충분히 가지고 있습니다.(You are enough. You do enough. You have enough.)

주제와 어울리는 자세

크라마*krama*(단계)별로 진행할 수 있는 자세를 찾아보라. 수강생들이 한 단계에서 다른 단계로 천천히 나아갈 수 있도록 하고, 각자에게, 각자의 수준에, 각자의 몸에 맞는 자세에 머무르도록 매번 상기시켜주라. 까마귀 자세(카카아사나, Kakasana)나 해시계 자세(수리야 얀트라아사나, Surya Yantrasana) 또는 극락조 자세(스바르가 드비자아사나, Svarga Dvijasana)가 그 예가 될 수 있다.

주제를 한 문장으로 표현한다면
본인의 것이 아닌 물건이나 자세를 취하지 말라.

수업에서 활용할 수 있는 단계별 표현

✳ 오프닝

아스테야(훔치지 않기)는 너무 당연해서 되려 적용하기 어렵다고 느낄 수 있습니다. 하지만 사물 이외에도 훔침의 대상이 될 수 있는 것은 많습니다. 오늘은 여러분의 몸, 에너지, 감정적 상태에 가장 적합하지 않은 자세를 '훔치게' 되는지 살펴보세요. 이 수업에서 소개하는 모든 동작이 여러분에게 맞진 않을 수 있습니다. 여러분의 성장을 돕는 동작이 아니라면 이를 훔쳐 가지 마세요.

✳ 동작 중

이다음 자세에서 여러분에게는 여러 선택지가 있습니다. 그중에서 온전히 여러분에게 맞는 자세는 무엇인가요? 여러분이 억지로 노력하거나 취해야 할 필요 없이 여러분에게 자연스러운 동작은 무엇인가요?

✳ 휴식 중

우리는 에너지를 채우기 위해 쉽니다. 이 고요한 공간에서 여러분은 호흡에 집중하며 요가를 통해서 발견한 '나는 나대로 충분하다'라는 진실로 돌아가게 됩니다. 충분하기 위해서 더 해야 하거나 취해야 하는 것은 없습니다. 억지로 해야 하는 자세는 없습니다.

✴ **클로징**

여러분 내면에서 뿜어져 나오는 온전함으로 깊이 감동할 때, 자신은 이미 완전하다는 것을 알게 됩니다. 새로운 것을 취할 필요가 없다는 것을 깨닫게 됩니다. 이미 온전함에 다다른 것입니다. 여러분은 이제 온전합니다.

더 나아가기

이 주제는 고급*advanced*반 혹은 파워플로우 요가 수업에서 가장 유용할 수 있다. 혼합*mixed-levels*반에서도 공감대가 있을 수 있다.

04

야마(4): 브라마차리아

주제에 대한 간략한 설명과 주제 선정 이유

요가지도자 과정에서 네 번째 야마인 브라마차리아*brahmacharya*, 즉 '성적 절제'에 대한 내용을 배웠을 수도 있다. 물론 이는 문자 그대로의 번역일 뿐이다. 여러분의 요가 수업에서 이것이 문제가 되지 않기를 진심으로 바란다! 이 개념의 활용도를 조금 더 높이기 위해 이를 '절제', '자기 규제' 혹은 '자기 제어'라고 정의할 수도 있다. 우리는 이를 두고 '에너지를 적절하게 활용하는 것'이라고 부르고 싶다. 결국 에너지를 꼭 필요한 곳에만 쓰는 것은 신체를 적절한 수준까지만 사용하는 연습으로 이어지게끔 도와주기 때문이다. 우리는 수강생들에게 에너지란 재생 가능하지만 무한하지 않다는 것을 상기시킬 필요가 있다. 우리가 사용할 수 있는 에너지는 제한적이며, 특히 요가 수업 동안에는 더욱 그렇다. 브라마차리아는 자신의 에너지를 진실하고 지혜롭게 대하는 것을 의미한다.

주제와 관련된 찬트/노래/만트라/인용구/시

- 노래: <New Soul(새로운 영혼)> -야엘 나임*Yael Naim*, 데이비드 도나티앵 *David Donatien*
- 인용구: "분별없는 신체 단련이라는 진흙 속에서 자유라는 소중한 보석을 잃게 된다면 안타까울 것이다." -K. 파타비 조이스*Pattabhi Jois*
- 시: <여정*The journey*> -메리 올리버*Mary Oliver*

주제와 어울리는 자세

수강생들이 절제하면서 적은 동작으로 더 많은 것을 해낼 수 있도록 하는 자세가 좋다. 다리 자세(세투 반다 사르반가아사나, Setu Bandha Sarvangasana) 등을 더 오랫동안 유지하도록 하는 것도 좋은 선택이다. 이때, 수강생들에게 몸을 더 쓰도록 하거나 혹은 더 쉴 수 있도록 세심하게 큐잉을 하며 시간을 주는 것도 좋다. 동작을 하면서 자기 자신을 제어해야 함을 수강생들에게 상기시키자.

주제를 한 문장으로 표현한다면
이 에너지가 지금 이 순간에 알맞은가?

수업에서 활용할 수 있는 단계별 표현

※ **오프닝**

여러분 몸을 잠시 살펴보면서 에너지를 한번 체크해보세요. 움직이고 싶은 마음인가요? 가만히 있어도 좋은가요? 무엇이 여러분을 가장 설레게 하나요? 곧 있을 차투랑가인가요, 수업 막바지의 평온한 사바아사나인가요? 어떻게 하면 새롭다고 느끼거나, 본인의 우물이 꽉 차 있다고 느낄 수 있을까요? 본인이 지금 어떤 상황인지, 그리고 무엇이 필요한지 진실하게 움직이도록 해보세요.

※ **동작 중**

여기서 에너지를 어떻게 쓰고 있나요? 얼마나 불필요하게 에너지를 쓰고 있나요? 에너지를 제어할 수 있나요?

※ **휴식 중**

이 시간을 이용해 다시 제자리로 돌아오고, 호흡하고, 자신 안의 에너지 우물을 다시 들여다보세요. 이 휴식 시간을 급하게 보낼 필요는 없습니다. 휴식 역시도 요가에서 중요하고 필요한 부분이니까요. 이 공간을 만끽해보세요. 지금 이 순간에 적합한 에너지는 부드러움과 해방의 에너지입니다.

✳ 클로징

지금 이 순간에 꼭 맞는 에너지는 아무 에너지가 없는 상태입니다. 지금 해야 할 것은 없어요. 지금 사바아사나가 이루어지는 이 공간에는 정답이 없습니다. 여기서의 브라마차리아는 곧 아무것도 규제하거나 제어할 필요가 없는 것이에요. 여러분의 호흡도 마찬가지입니다. 몸을 그저 내버려두세요. 정신도 고요하도록 내버려둡니다. 아무것도 하지 마세요.

더 나아가기

이 야마를 현대적으로 해석하면 흥미로운 점들을 발견할 수 있다. 이와 관련하여 다음 주제도 떠올릴 수 있다. 이처럼 브라마차리아에 대한 새로운 해석이 가능하다는 것은 철학이나 정치적 사상이란 영원하지 않다는 점을 일깨워준다. 현재에 맞고 유용하려면 계속 발전해야 하는 것이다. 아사나도 마찬가지이다. 스무 살에 옳게 느껴졌던 것이 서른 살에는 그렇지 않을 수도 있다. 월요일에는 좋았던 것이 금요일에는 좋지 않을 수도 있다. 즉 요가 아사나와 철학을 대하는 우리의 마음가짐도 동적이어야 하며, 정적이지 않을 때 가장 유용할 수 있다.

05
야마(5): 아파리그라하

주제에 대한 간략한 설명과 주제 선정 이유

아파리그라하 *aparigraha*는 '비축하지 않기 *non-hoarding*'를 의미한다. 무언가 부족하다고 생각하고 있다면, 내가 가진 자원이 유한하고 더 채워질 수 없을까 봐 두려워서 이를 보호하고 싶어 할 것이다. 하지만 대신에 친절함, 긍정적인 에너지, 응원, 혹은 그저 미소라 할지라도 이 모든 것을 다른 사람들과 나눌 수 있는 선물이라고 생각한다면 모두에게 이로울 것이다.

이를 신체 동작으로 설명해보자면, 아마 자기 자신을 보호해야 한다는 잘못된 생각 혹은 두려움 때문에 일부 동작을 꺼릴 수도 있을 것이다. 하지만 그런 태도는 여러분의 긍정적인 변화를 가로막는다. 만약 어려운 자세 앞에서 뻣뻣해진다거나 혹은 자세를 바로 풀어버리게 된다면, 스스로 한번 자문해보라. 자신이 에너지를 숨겨두려는 것은 아닌가. 무엇을 위해 그러는가. 휴식에 충분한 관심을 쏟는다면 에너지는 재생 가능한 자원이라는 점을 기억하라.

주제와 관련된 찬트/노래/만트라/인용구/시

- 인용구: "연습을 하면 모든 것은 따라온다." -K. 파타비 조이스
- 인용구: "가장 저항을 많이 느끼는 자세는 오히려 가장 해방감을 많이 느끼게 될 자세이기도 하다." -로드니 이 *Rodney Yee*
- 인용구: "다른 이들의 구름 속 무지개가 되어보세요." -마야 안젤로 *Maya Angelou*
- 시: <우리의 진정한 유산 *Our True Heritage*> -틱낫한

주제와 어울리는 자세

전사 자세 III(비라바드라아사나 III, Virabhadrasana III)처럼 서서 균형을 잡는 자세이면서, 근육에 긴장을 주지만 끝까지 안전하게 유지될 수 있는 동작. 의자 자세(웃카타아사나, Utkatasana)도 좋다.

주제를 한 문장으로 표현한다면

스스로 무엇을 가로막고 있는가?
풍요롭게 움직이라.

수업에서 활용할 수 있는 단계별 표현

❋ **오프닝**

모든 자원이 풍부한 것은 아닙니다. 돈도 풍부하지 않고, 시간도 마찬가지입니다. 하지만 요가에서 중시되는 자원 대부분은 풍부합니다. 친절함, 공감, 사랑은 재생 가능하며 풍부합니다. 게다가 주면 줄수록 더 많이 돌려받지요. 이런 열린 마음과 풍부함을 기억하세요. 눈을 뜨고 함께 수업을 듣는 분들과 눈을 맞추세요. 웃어보세요. 인사를 해보세요. 동료 의식을 가지고 수련을 시작해봅시다. 부족한 부분이 있더라도, 친절함과 사랑이 있다는 점을 기억해보세요.

❋ **동작 중**

선생님들이 "자세에서 빛이 나도록 해보세요."라고 말할 때는 결국 그 자세에 온전히, 풍부하게 머물라는 것을 의미합니다. 지금 이 순간에 완전히 존재하는 것이 중요합니다. 자신의 에너지나 노력을 남겨두지 않아야 해요. 항상 더 많은 것이 돌아올 것을 인지하고, 모든 것을 주도록 해보세요. 저항하지 마세요. 모든 것을 줘보세요. 자세에서 빛이 나도록요.

✳ **휴식 중**

항상 휴식을 취하고 새로워질 수 있는 시간은 있고, 지금 우리는 바로 그 시간에 다다랐습니다. 어려운 동작을 하게 되면, 고요함이 다시는 오지 않을 것 같고, 다시는 이완할 수 없을 것 같은, 다시는 노력을 중단하지 못할 것 같은 생각이 들죠. 하지만 이렇게 휴식 시간으로 돌아왔습니다. 애쓰지 않고요. 항상 이처럼 휴식, 여유, 호흡으로 돌아올 수 있다는 점을 기억하세요.

✳ **클로징**

휴식에 충분히 관심을 기울인다면, 에너지는 재생 가능한 자원입니다. 사바아사나는 휴식에 관심을 쏟는 시간이에요. 이 시간을 더더욱 휴식으로 가득 차게 해보세요. 풍요로움과 편안함을 더할 수 있는 다른 소품이 있다면 얼마든지 활용해서 몇 배로 풍부한 사바아사나를 만들어보세요. 수업 시간에 균형을 잡는 자세를 할 때처럼 지금의 휴식에도 진지하게 임하세요. 휴식과 이완은 매우 중요합니다. 이 순간에 여러분이 온전히 임할 수 있어야 나중에 다른 순간에도 온전히 임할 수 있습니다.

더 나아가기

신뢰할 수 있는 수강생들과는 파트너 요가를 살짝 추가해보는 것도 이 주제와 잘 맞다.

06
니야마(1): 사우차

주제에 대한 간략한 설명과 주제 선정 이유

첫 번째 니야마*niyama*(권장 사항)인 사우차*saucha*는 '깔끔함' 혹은 '순수함'을 의미한다. 문자 그대로의 의미이기도 하지만(요가 매트를 깨끗이 하라!) 아사나에도 해당되는 말이다. 깔끔하게 몸을 움직여야 한다는 것은 동작을 엄격하게 준수해야 한다는 뜻은 아니다.(하지만 그런 요가 전통을 따르고 가르치는 수업이라면, 당연히 그런 의미를 지닐 수도 있다.) 깔끔한 동작이라는 것은 모든 부분에서 의도를 가지고 동작을 하는 것을 의미한다. 태양 경배 자세(수리야 나마스카라, Surya Namaskara)와 같은 몇몇 표준 요가 시퀀스는 천편일률적으로 반복될 수 있다. 매일 같은 순서와 방식으로 동작을 하면, 온전히 관심을 기울이지 않아도 동작들이 저절로 술술 나올 것이다. 우리는 사우차를 통해 깔끔한 요가란 마음챙김을 기반으로 한 요가라는 점을 다시 깨닫게 된다. 관심을 기울여야 깔끔한 동작이 가능하기 때문이다.

주제와 관련된 찬트/노래/만트라/인용구/시

- 노래: <Constant Surprises(끊임없는 놀라움)> -리틀드래곤*Little Dragon*
- 노래: <Beginner's Theme Suite(초보자의 테마)> -브라이언 라이첼*Brian Reitzell*, 로저 닐*Roger Neill*, 데이브 팔머*Dave Palmer*
- 인용구: "마음챙김은 어렵지 않다. 그 필요성을 잊지 않는 것만으로 충분하다." -샤론 잘츠버그*Sharon Salzberg*, 뉴욕타임스 베스트셀러 작가이자 불교 명상 수행 교사

주제와 어울리는 자세

태양 경배 자세처럼 수강생들이 알 만한 시퀀스를 진행하는 것이 아주 좋은 연습이 될 수 있다. 시퀀스에서 '간단한' 동작을 할 때도 더 많은 큐잉과 방향을 제시해줄 수 있다.

팔을 하늘로 뻗을 때 잊지 말고 손가락을 펼 것을 상기시켜라. 스탠딩 자세의 중반 즈음엔 들숨에 몸을 뒤로 젖히도록 다시 안내하라. 수강생들이 동작마다 관심을 기울이며 진행하도록 안내하면서 조금 더 천천히 진행하라. 익숙한 자세에서 새로운 큐잉을 제공해보라.

주제를 한 문장으로 표현한다면

온전히 관심을 기울이며 움직이라. 움직이는 명상을 하는 방식으로 마음챙김을 수행하라.

수업에서 활용할 수 있는 단계별 표현

✴ **오프닝**

오늘은 동작을 하면서 마음챙김을 의도적으로 실행해보도록 합시다. 마음챙김을 배우고 수양하기 위해 요가를 하고 있음에도 불구하고 여전히 정신없이 움직이는 경우가 있습니다. 동작을 수행하고는 있지만 몸이 어떤 느낌을 받는지는 생각하지 않는 거죠. 자, 이제 고요함 속에서 몸이 받는 느낌에 주의를 기울이며 깔끔한 동작을 해봅시다. 우선, 깨끗하게 호흡합니다. 들숨에는 배가 부풀고 폐가 부푸는 것, 몸이 활력을 찾는 것을 느껴보세요. 날숨에는 피부에 닿는 옷의 느낌과 윗입술에 닿는 숨의 온기를 인지하고, 긴장이 완화되고 몸이 부드러워지는 것을 느껴보세요. 집중해보는 거예요.

✴ **동작 중**

매 호흡에 주의를 기울이세요.

손끝에도 주의를 기울여보세요. 여러분의 몸에서 가장 작은 부분인 손과 발로도 이 자세를 느껴보세요.

✴ **휴식 중**

다시 호흡으로 돌아오세요. 매 호흡이 의미 있도록 해야 합니다. 고요함 속에서 휴식하며, 다시 한번 몸이 어떤 느낌을 받고 있는지 주의를 기울여보세요.

✴ **클로징**

오늘 요가에서는 마음챙김과 온전히 존재하는 법을 배웠습니다. 지금 이 깨끗함과 분명함을 요가 매트 밖에서도 잊지 마세요. 차로 걸어갈 때도, 운전을 해서 늘 가던 길로 집에 돌아갈 때도, 주의를 기울이고 깨어 있게 하세요.

더 나아가기

잘 아는 시퀀스의 경우 여러분이 큐잉을 제공하지 않고 수강생들이 직접 동작을 해보도록 하는 것도 흥미로울 것이다. 처음에는 한두 번 정도 큐잉을 제공하고 호흡하도록 지시하면서 같이 진행하고, 이후에는 수강생들이 혼자 해보도록 하라. 한 공간에서 다른 수강생들과 함께 움직이면서도 이끌어주는 선생님이 없을 때, 더 많은 것을 알아차릴 수 있고 마음챙김을 수행할 수 있다.

07
니야마(2): 산토샤

주제에 대한 간략한 설명과 주제 선정 이유

우리는 스스로 이미 꽤 괜찮다고 생각하기보다는 어디가 완벽하지 않은지에 집중하며, 어떤 부분이 더 나아지고 더 강해져야 하는지를 생각한다. 물론 어떤 환경에서는 비판적인 시각이 도움이 될 수도 있다. 하지만 그토록 많은 시간을 가혹하게 자기 계발에만 쏟다 보면 진이 빠지는 데다 오히려 역효과가 날 수 있다. 산토샤*santosha*는 자신을 있는 그대로 받아들이는 것에서 평온함을 느끼게 해준다. 요가에서 산토샤는 우리가 스스로 인지하는 한계점을 받아들이고, 오히려 이를 찬양하도록 한다. 이는 요가 동작을 수련할 때 또는 감정적이고 정신적인 수련을 할 때 본인의 현재 위치에서 만족감을 느끼는 것을 의미한다.

주제와 관련된 찬트/노래/만트라/인용구/시

- 노래: <Very First Time(난생처음)> -존 풀브라이트*John Fullbright*
- 만트라: 소 훔(So hum, "나는 있는 그대로의 나이다." / "나는 신성하다.")
- 인용구: 대양은 강을 거부하지 않는다.(The ocean refuses no river.)
- 인용구: "본인의 모든 부분을 받아들이라. 정말 모든 부분을 받아들여야 한다. 당신은 당신 그 자체로 당신이다. 그것이 곧 시작이고 끝이다. 사과도, 후회도 하지 말라." -클라크 무스타카스*Clark Moustakas*
- 인용구: "뇌는 신체 부위 가운데 아사나에서 가장 조정이 힘든 부분이다." -B.K.S. 아헹가

주제와 어울리는 자세

아기 자세*Child's Pose*(발라아사나, Balasana)나 기타 휴식을 취하는 자세.

댄서 자세(나타라자아사나, Natarajasana)처럼 균형을 잡는 자세에서는 더 오래 홀딩하기.

다운독 자세(아도 무카 스바나아사나, Adho Mukha Svanasana).

주제를 한 문장으로 표현한다면

저항하지 말고 받아들이라.

여기서 좋은 점을 찾으라.

수업에서 활용할 수 있는 단계별 표현

✻ 오프닝

몸을 유심히 살펴보세요. 어떤 부분이 경직되어 있는지, 피곤한지, 아픈지 느껴보세요. 어차피 이런 쪽으로 먼저 관심이 가게 된다는 점을 자각해보세요. 이번에는 좋은 느낌이 드는 부분을 찾아보세요. 여러분의 몸에서 이미 안정적이고, 만족스럽고, 편안한 부분이 어디인지 찾아보세요.

✻ 동작 중

이 자세에서 만족감을 느낀다는 것은 어떤 의미일까요?

여기서 애를 덜 쓸 수 있을까요?

이 자세의 이 버전은 그 누구도 아닌 여러분의 몸에 알맞아야 해요.

이 방을 돌아보세요. 사람들이 전부 다 다르게 생겼죠? 각 자세를 취할 때, 우리는 다른 사람과 자신을 비교하면서 자신의 부족한 점을 확인하기도 하고 요가 수련에 내재된 다양성의 아름다움을 발견하기도 합니다.

✳ **휴식 중**

지금 이 순간에 존재하고 있음을 자각하세요. 숨을 쉬세요. 여러분은 지금 이 순간, 이 공간에 있습니다. 이곳에서 온전함을 찾을 수 있나요?

여기서 더 편안하고, 만족감을 느끼고, 안정감을 느끼려면 무엇을 해야 할까요?

✳ **클로징**

극단적으로 만족감을 느끼려면 많은 노력이 필요합니다. 머릿속에서 스스로 있는 그대로는 부족하다고 속삭이는 목소리에 어떻게 반응하는지 계속 예의주시하고 있어야 하니까요. 여러분은 지금 이 순간, 여러분 자체로 충분합니다. 여기서 더 고쳐야 하는 것은 없어요. 더 해야 할 것도 없습니다. 더 변하거나 더 노력해야 할 것은 없습니다. 그저 존재하세요.

더 나아가기

현대 심리학 연구가 이를 뒷받침하고 있다는 점에 주목하라. 자기비판을 덜 할수록 실질적인 성과를 더 내고, 더 나아질 수 있다. (아이러니하게도!) 자기수용은 변화와 성장을 위한 첫 단계이다.

이 주제에 관심 있는 수강생들에게는 자기연민 연구 분야의 선구자인 크리스틴 네프*Kristin Neff*의 저서 《러브 유어셀프》가 매우 큰 도움이 될 것이다.

08
니야마(3): 타파스

주제에 대한 간략한 설명과 주제 선정 이유

타파스*tapas*란 자기 수련, 열의, 내면의 열정을 의미한다. 크게 보면 바꿀 수 있는 것을 바꿀 수 있는 용기를 가지는 것으로 이해하기도 한다. 목표를 위해 행동을 취하며 훈련하는 것이다. 그러한 열의가 없다면, 신체적으로나 정신적으로나 영적으로나 변화가 없다. 타파스는 우리가 계속 요가 매트 위로 돌아올 수 있게 하고, 계속 잘 싸울 수 있도록 해준다. 이미 이 점을 잘 알고 있는 그룹 수업에 적용할 경우 아주 좋은 주제가 될 수 있다. 이미 이 수강생들은 수업에 출석했기 때문이다! 이제 이 점을 행동으로 옮겨보자.

주제와 관련된 찬트/노래/만트라/인용구/시

- 노래: <Kali(칼리)>- 와이 라 밤바*Y La Bamba*
- 인용구: "칼리 여신을 부르는 여러 이름들 중 하나는 '열정의 본질을 아는 자'예요." -다니엘 오디에*Daniel Odier*의 《요가 스판다카리카*Yoga Spandakarika*》 중
- 인용구: "사람들은 물리적으로는 우주의 자그마한 먼지에 불과하지만, 실제로는 그렇지 않다. 극단적인 엄숙함(이 역시 타파스라고 칭함)이나 깊은 명상의 단계에서 나오는 타파스(열)라는 힘을 통해 평범한 남녀 모두가 우주에 심오한 변화를 가져다줄 수 있다." -에크낫 이스워런*Eknath Easwaran*의 《우파니샤드*The Upanishads*》 번역 후기 중

주제와 어울리는 자세

의자 자세(웃카타아사나, Utkatasana)처럼 길게 홀딩하거나, 보트 자세(나바아사

나, Navasana)처럼 반복을 통해 열을 내는 모든 자세.

주제를 한 문장으로 표현한다면

바꿀 수 있는 것을 바꾸는 용기를 가지라.

수업에서 활용할 수 있는 단계별 표현

✻ 오프닝

출석하셨네요. 가장 큰 단계를 밟으셨습니다. 의도를 정한 뒤, 요가를 하면서 이 의도를 성심성의껏 계속 지켜가세요.

✻ 동작 중

혹시 노력을 덜 하고 있지는 않나요? 자기 수련을 위해 다시 마음을 정비하세요.

✻ 휴식 중

지금 아까 취한 노력과 같은 수준으로 휴식하고 있나요? 휴식이 없다면 자기 수련을 이어갈 수 없습니다. 낮 다음에는 밤이 오는 것처럼, 노력한 만큼 쉬어주세요.

✻ 클로징

쉬세요. 충분히 잘 쉬었다는 느낌이 들게 쉬세요. 노력한 것에 대해 감사를 표하세요. 매트에서 일어나는 활동은 매트 밖에서 일어나는 활동을 보여주기도 합니다. 인내를 훈련함으로써 얻은 교훈을 삶의 다른 부분에 어떻게 적용할 수 있을지 생각해보세요.

더 나아가기

타파스는 스바드야야와 이스바라 프라니다나 ishvara pranidhana라는 두 니야마와 관계가 있다. 이는 평온함을 위한 기도에 담겨 있는 가치이기도 하다. 타파스는 바꿀 수 있는 것을 바꾸는 용기이고, 이스바라 프라니다나는 바꿀 수 없는 것을 받아들일 수 있는 평온함이고, 스바드야야는 그 차이를 아는 지혜이기 때문이다.(이 점을 알려준 레슬리 카미노프에게 감사한다.)

요가 매트에서는 이런 질문이 특히 대두될 수 있다. 무언가 바꿀 수 있다는 이유만으로, 정말 바꾸어야 할까? 불이 좋은 쪽으로도 나쁜 쪽으로도 사용될 수 있는 것처럼, 타파스는 변화를 가져다줄 수도 있지만 억제되지 않을 수 있고 파괴적일 수도 있다. 수강생들이 어떤 변화가 건강에 좋고 필요한지, 자세나 행동이나 관계가 변화할 필요가 없는데도 조급해하거나 지나친 노력을 들이고 있는 건 아닌지를 고민할 수 있게 도와주어라.

09

니야마(4): 스바드야야

주제에 대한 간략한 설명과 주제 선정 이유

종종 사람들은 자기 탐구를 위해 요가에 입문한다. 요가를 통해 사람들은 자기 자신에 대해 더 잘 알게 되고, 자기 자신이 무엇에 집착하는지, 어떤 습관이 있는지 이해하게 되며, 자신을 한 단계 높은 차원, 더욱 분명한 자기 자신의 모습으로 끌어올릴 수 있게 된다. 이는 요가의 필수적인 부분이기도 하다. 니야마의 하나인 스바드야야는, 자기 탐구란 선택이 아니라 의무임을 일깨워준다. 어떤 사람들은 오히려 이를 통해 해방감이 들 수도 있을 것이다. 자기 자신을 알 수 있는 시간과 공간을 가지다니, 신나지 않는가! 하지만 어떤 사람들의 경우, 확대경을 자기 내면으로 비춘다는 것이 두렵게 느껴질 수도 있을 것이다. 자신의 강점과 약점이 모두 여실히 드러날 것을 잘 알기 때문이다. 여러분이 자신을 더 알 수 있는 기회에 행복해하는 사람이건, 혹은 자기 자신을 탐구하는 것을 불안해하는 사람이건, 요가를 하는 이상 자기 탐구에서 벗어날 방법은 없다. 명상을 하고, 매트 위에서 움직이며, 다른 사람들과 함께하는 것은 모두 성장과 고찰을 도와준다.

주제와 관련된 찬트/노래/만트라/인용구/시

- 인용구: 내면을 들여다보는 것을 두려워할 필요는 없다. 내면으로 들어서는 것은 두려울 게 없다.(There's nothing to fear from looking inside. There's nothing to fear from turning within.)
- 인용구: "자기 자신을 돌보는 것은 우리 모두를 돌보는 것과 마찬가지이다." -엘레나 브로워 *Elena Brower*
- 시: <사랑 이후의 사랑 *Love after Love*>, 데릭 월컷 *Derek Walcott*

주제와 어울리는 자세

아기 자세(발라아사나, Balasana), 더 긴 사바아사나, 혹은 벽에 다리를 올리는 자세*Legs Up the Wall*나 받침대를 받치고 엎드려 비틀기*prone bolster twists* 등 오랫동안 명상을 할 수 있는 회복 요가 자세.

주제를 한 문장으로 표현한다면

자기 자신에 대해 무언가라도 배우기 위해 이 자리에 있는 것이다.

수업에서 활용할 수 있는 단계별 표현

✳ 오프닝

요가를 하면서 얻을 수 있는 점 중 하나는 자기 자신을 더 잘 이해하게 된다는 것입니다. 움직이면서 자신의 몸을 더 잘 이해할 수 있게 되죠. 고요한 가운데 휴식을 취하는 동안 자기 자신을 더 잘 이해하게 됩니다. 명상을 하는 동안 자신의 마음 상태에 대해 알게 됩니다. 오늘은 고요함에 더 많은 시간을 할애해서 스바드야야, 즉 자기 탐구 시간을 더 많이 가져볼 것입니다.

✳ 동작 중

이 자세를 다시 할 때는 이런 점에 유념해보세요. 이 자세는 어떠해야 한다고 생각하나요? 이 자세가 쉽다고 생각하나요, 어렵다고 생각하나요? 동작을 취하는 동안 머릿속에서는 어떤 말소리가 들리나요?

✳ 휴식 중

지금과 같은 휴식 시간에도 요가가 끝난 것은 아닙니다. 오히려 요가는 여기에서 시작된다고 볼 수 있어요. 자기 자신과 대화를 나누는 연습을 하는 것이고, 요가에서 가장 중요한 부분이기도 합니다. 여러분은 자기 자신에 대해 배우기 위해 이 자리에 함께하는 것이니까요.

✳ 클로징

힘을 빼고 휴식을 취하면서, 얼굴과 턱에도 힘을 빼세요. 눈 주변 근육을 쉬어주세요. 한 번 깊게 완전한 호흡을 들이마신 다음, 입을 열고 한숨을 내뱉으세요. 내 안으로 들어가보는 거예요. 이완합니다.

더 나아가기

시중에는 스바드야야에 관심 있는 수강생들을 위한 유익하고 재미있는 책이 많이 나와 있다. 젠 신체로의 《사는 게 귀찮다고 죽을 수는 없잖아요?》도 읽는 재미가 있는 책이다.

10
니야마(5): 이스바라 프라니다나

주제에 대한 간략한 설명과 주제 선정 이유

이스바라 프라니다나 *ishvara pranidhana*는 '신성한 존재에게 내맡김'이라는 뜻이다. 종교가 있는 수강생이라면 이해하기 쉬운 니야마일 것이다. 이들은 신이라는 신성한 존재로 연결되어 있을 테니 말이다. 만약 종교가 없는 수강생들이라면 신성함에 대해 조금 폭넓게 설명할 수도 있을 것이다. 무신론자들도 자연의 경이로움이나 삶의 신성함 등을 통해 신성함을 받아들일 수 있다. 신성함을 어떻게 정의하건 간에, 요가는 우리 자신보다 더 큰 힘이 존재한다는 것을 인정하고, 자신을 내맡기도록 권장한다. 요가란 '결합'을 의미한다. 내맡긴다는 것은 자기 자신보다 큰 신성한 무언가와 자기 자신이 연결되어 있다는 점을 인지하는 것이다.

주제와 관련된 찬트/노래/만트라/인용구/시

- 노래: <Canis Lupus(카니스 루푸스)> -알렉상드르 데스플라 *Alexandre Desplat*
- 인용구: 내려놓아라. 신이 행하게 하라. 혹은 내려놓아라. 선이 행하게 하라.(Let go, let God, or alternatively, Let go, let goodness.)
- 인용구: "영성이란 우리 모두가 우리보다 큰 어떤 존재에 의해 사랑과 공감을 기반으로 서로 불가분하게 연결되어 있다는 것을 인지하고 찬미하는 것이다." -브레네 브라운의 《불완전함의 선물》 중에서

주제와 어울리는 자세

골반을 깊이 열어주는 자세와 같이 내맡기는 자세. 거북이 자세(쿠르마아사나, Kurmasana), 스플릿 자세, 발을 머리 뒤로 거는 자세(드위 파다 시르사아사나,

Dwi Pada Sirsasana)는 어려우며 겸손함을 알려준다. 하지만 특히 혼합반의 경우, 자세별로 여러 선택지를 알려주어서 수강생들이 완전한 자세에 이르지 않더라도 내맡길 수 있도록 도와주어라.

주제를 한 문장으로 표현한다면

우리는 상대적으로 작은 존재다.
신성한 존재에 자신을 내맡기라.

수업에서 활용할 수 있는 단계별 표현

✷ 오프닝

우리 자아, 즉 아스미타 *asmita*는 자신이 중요하다고 이야기하지만, 이스바라 프라니다나는 우리가 전체에 비하면 작은 존재라는 점을 일깨워줍니다. 우리는 신성한 존재에 비해서는 작습니다. 이스바라 프라니다나는 배를 혼자 운전하는 것이 아니란 점을 일깨워줍니다. 우리가 운전대를 잡고 있고 길을 선택하기는 하지만, 날씨를 통제할 수는 없으니까요.

✷ 동작 중

내맡기기는 여러 형태를 띨 수 있습니다. 저항하거나 안전하지 못한 수준까지 몸을 밀어붙이는 대신, 지금 할 수 있는 것에 자신을 내맡기는 것도 포함됩니다.

✷ 휴식 중

지금 이 휴식은 잠시 자신을 내맡기는 것입니다. 이 고요함과 호흡에 자신을 내맡기세요. 다른 사람들과 함께 호흡하며, 여러분이 훨씬 더 큰 존재의 일부라는 점을 기억하세요. 이 공동체, 이 세계, 전 인류의 일부인 것입니다. 이 작은 방에서도 신성한 연결이 어떻게 일어나는지 한번 보세요.

✳ 클로징

지금은 몸에 힘을 빼고 내맡기는 것 말고는 달리 다른 것을 할 필요가 없습니다. 여러분은 안전하니 이완하세요. 여러분은 안겨 있습니다. 여러분보다 큰 무언가가 있다는 점을 알고, 자신을 내맡기세요.

더 나아가기

물론 운과 신성함은 다른 개념이지만, 종종 운은 우리가 모든 걸 통제하지 않는다는 것을 일깨워준다. 2016년 5월 자 《디 애틀랜틱 *The Atlantic*》에 실린 로버트 프랭크 *Robert H. Frank*의 <왜 운이 생각보다 더 중요한지 *Why Luck Matters More Than You Might Think*>는 읽어볼 만하다.

계절별

⑧

주제 정하기

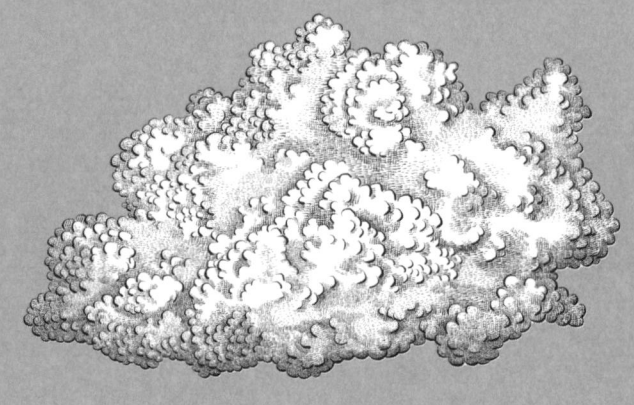

11 동지

주제에 대한 간략한 설명과 주제 선정 이유

동지는 어둠에서 빛으로의 변화를 나타낸다. 즉 얼마나 멀리 있건 희망은 존재한다는 마음가짐과도 연결된다. 보금자리에서 휴식을 취하는 시간이자, 자신의 인생과 요가 자세로 파고드는 시간이기도 하고, 고요함과 다시 연결되는 것을 의미하기도 한다. 아직 겨울 중 가장 추운 날들이 남아 있지만, 그래도 낮이 더 길어지게 된다. 매일 빛이 조금씩 더 들어오는 것이다.

주제와 관련된 찬트/노래/만트라/인용구/시

- 노래: <Soon It Will Be Cold Enough(곧 충분히 추워질 거야)> -이멘시페이터 *Emancipator*
- 노래: <Enter One(엔터 원)> -솔 세피 *Sol Seppy*
- 시: <새해 결심 *New Year Resolve*> -메이 사톤 *May Sarton*

주제와 어울리는 자세

전굴 자세나 기타 바닥에서 하는 자세, 회복을 돕는 자세들.

주제를 한 문장으로 표현한다면

겨울이 왔고, 봄은 오고 있다.
어둠 속의 빛이 되는 수련을 하라.

수업에서 활용할 수 있는 단계별 표현

✳ **오프닝**

이번 주는 어둠이 극에 달하는 주입니다. 앞으로 몇 달간의 추위를 잘 지나며 휴식을 취하기 위해서는 어떻게 수련하면 좋을까요? 앞으로 더 많은 빛이 있을 거란 믿음을 가지며 어둠 속에서의 시간을 누리고 고요함 속에서 편안함을 찾을 수 있나요?

✳ **동작 중**

마치 어두운 밤 창가의 촛불처럼, 이 자세, 이 동작에서 희망의 불빛을 찾을 수 있나요?

✳ **휴식 중**

계절의 고요함을 활용해보세요. 다들 휴가 준비로 정신이 없지만, 태양은 우리에게 가장 많은 휴식 시간을 선물해주고 있어요. 이 시간 속에서 휴식을 취해보세요.

✳ **클로징**

지금 느끼는 고요함과 현존감을 잘 유지했다가, 휴가 동안 만나는 다른 사람들에게도 조금씩 전달해줄 수 있나요?

더 나아가기

겨울은 여러 단면을 지니고 있다. 휴일을 보내기 전 겨울도, 새해를 앞둔 겨울도, 그리고 눈이 회색으로 변하고 끝없는 추위가 이어질 것 같은 늦겨울도 있기 때문이다. 겨울의 이런 여러 면면에 대해 할 수 있는 말이 많다.

이 주제에 대해서는 더 분석해보고 알아볼 여지가 있으므로, 이 주제를 한 번 공부해보라.

12 춘분

주제에 대한 간략한 설명과 주제 선정 이유

춘분은 밝음과 어둠이 완벽한 균형을 이루는 때이다. 춘분은 빛이 어둠을 이기는 것을 보여주며, 앞으로 올 성장을 시사하는 때이다. 이렇게 새로움에 대해 자각하게 됨으로써 여러분의 수업과 수련에 대해 새로운 관점이 생겨날 수 있다. 또 봄에는 새로운 수강생이 등록하기도 한다. 성장과 새로움이 가득하게 되는 것이다. 희망과 재탄생의 시기이기도 하다.

주제와 관련된 찬트/노래/만트라/인용구/시

- 노래: <Here Comes the Sun(태양이 오네)> -비틀즈
- 인용구: "우리 자신이야말로 우리가 바라던 변화이다." -버락 오바마
- 시: <야생 속에서의 평화 *The Peace of Wild Things*> -웬델 베리 *Wendell Berry*

주제와 어울리는 자세

나무 자세! 하지만 몸이 땅에 닿는 그라운딩 자세에서 몸을 뻗어내는 자세로 이동하는 동작이라면 뭐든 좋다. 스쿼트나 까마귀 자세(카카아사나)도 좋은 옵션이고, 전사 자세 I(비라바드라아사나 I)에서 전사 자세 III(비라바드라아사나 III), 전사 자세 II(비라바드라아사나 II)에서 반달 자세(아르다 찬드라아사나, Ardha Chandrasana), 혹은 극락조 자세(스바르가 드비자아사나)로의 전개도 좋다.

주제를 한 문장으로 표현한다면

성장하고자 하는 마음가짐을 기르라.

수업에서 활용할 수 있는 단계별 표현

✳ **오프닝**

하루 중 어둠보다 빛이 더 많아지고, 만물이 자라나는 계절이 시작되고 있습니다. 앞으로 몇 달간 어떤 씨앗을 심고, 키워가고 싶은가요? 이 비전을 갈고 닦기 위해 어떤 마음가짐이 필요한지 생각해보고, 이를 기반으로 수련하세요.

✳ **동작 중**

청색 고사리가 펴지는 것처럼 몸을 펴보세요.
발은 땅에 뿌리를 내리고, 상체는 위로 뻗으세요.
빛의 방향으로 향하세요.

✳ **휴식 중**

어떤 성장이건 땅에 단단히 뿌리를 내린 채로 이루어져야 합니다. 새싹이 돋아나는 동안에도 뿌리는 흙 속으로 파고들죠.

✳ **클로징**

마음가짐의 정원을 가꾸어줄 수련을 꾸준히 해나가세요. 어떻게 하면 본인이 심은 씨앗을 잘 가꿀 수 있을까요?

더 나아가기

고대 문화와 신앙에서도 춘분을 기념했다. 춘분을 다룬 전통적인 주제와 기념 방식을 깊게 분석하는 것도 이 주제를 재미있고 심층적으로 공부할 수 있는 방법이다.

13

하지

주제에 대한 간략한 설명과 주제 선정 이유

여름이면 여유롭고 즐거운 기분이 든다. 여름은 덥기도 하지만, 완전함을 인지하게 되는 계절이기도 하다. 삶은 여름에 가장 활력이 있다!

주제와 관련된 찬트/노래/만트라/인용구/시

- 노래: <August 10(8월 10일)> -크루앙빈*Khruangbin*
- 노래: <Summertime(썸머타임)> -조지와 이라 거쉬인*George and Ira Gershwin*
- 인용구: "여름 오후 - 내게는 늘 '여름 오후'가 가장 아름다운 두 단어였다." - 헨리 제임스*Henry James*

주제와 어울리는 자세

마음을 크게 열어 풍요로움을 가져다주는 반달 자세. 오각별 자세(웃티타 타다아사나, Utthita Tadasana). 스타게이저 자세*Stargazer Pose*. 가벼운 호흡 멈춤 요가도 괜찮다. 수강생들이 들숨과 날숨 사이의 가득함을 느끼도록 안내할 것.

주제를 한 문장으로 표현한다면

가득함을 만끽하라.

수업에서 활용할 수 있는 단계별 표현

※ **오프닝**

풍부한 에너지와 맛을 만끽해봅시다. 마치 토마토를 저녁으로 먹고, 복숭아를 곁들인 옥수수를 디저트로 먹는 것처럼요.

✴ **동작 중**

이 동작, 이 자세에서 과즙 같은 매력을 찾아보세요.

✴ **휴식 중**

여름이란 휴식하고 쉬기에 좋은 이유죠. 열기 때문에 천천히 움직이고 싶고, 매 순간을 만끽하고 싶어집니다. 이 순간을 만끽하세요. 이 고요함을 만끽해보세요.

✴ **클로징**

우리가 여름을 좋아하는 이유는 노력을 통해 얻은 것이란 생각이 들기 때문입니다. 일 년 동안 열심히 일을 했죠. 추운 겨울을 지나왔고, 이미 한 해의 반을 지나왔습니다. 이제 휴식을 즐길 만한 자격이 있다는 마음으로 기뻐하면 됩니다. 그것도 사바아사나의 일부예요. 동작을 하는 동안 에너지를 썼던 만큼, 이제 충분히 휴식을 누릴 자격이 있으니 쉴 일만 남았어요.

더 나아가기

여름에는 수강생들이 여행도 하고, 여름 관련 활동을 하느라 바빠지는 만큼 출석률이 저조해지는 시기이기도 하다. 여름 수업을 위한 주제를 정할 때는 수강생들이 정기적으로 수업을 듣지 못할 수 있으므로 더욱더 와닿는 메시지를 전해야 한다는 것을 명심하라.

14
추분

주제에 대한 간략한 설명과 주제 선정 이유

가을은 내려놓는 법을 알려주는 계절이다. 한창 수확 철일 때도, 잎이 색을 바꾸며 떨어지고, 날씨가 바뀌는 모습에 변화가 내재되어 있다. 또한 여름철의 풍성함에 감사하고, 겨울맞이 대비를 할 기회이기도 하다. 이처럼, 추분은 여러분에게 필요 없는 것은 내려두고, 자신의 곳간을 채우라는 신호이다.

주제와 관련된 찬트/노래/만트라/인용구/시

- 찬트: <Om(옴)> -히피 사보타지 *Hippie Sabotage*
- 노래: <Come Let Go(컴 렛 고)> -자비에르 러드 *Xavier Rudd*
- 시: <기러기 *Wild Geese*> -메리 올리버 *Mary Oliver*

주제와 어울리는 자세

내려놓을 수 있는 자세. 기쁨의 호흡 *Breath of Joy*. 당연히 나무 자세(브륵샤아사나, Vrksasana)도 해당된다. 긴장을 풀어줄 수 있는 (바닥을 포함한) 소품들이 지지해주는 자세.

주제를 한 문장으로 표현한다면

내려놓으라. 비축하라.

수업에서 활용할 수 있는 단계별 표현

✳ 오프닝

여름철의 과실과 수확물에 기뻐하면서도 다가올 겨울에 대비해 에너지를 쌓아두어야 한단 걸 알고 있죠. 이번 수업에서는 내려놓고, 내면을 들여다보고, 에너지를 보충하는 법을 연습합시다.

✳ 동작 중

과도한 노력을 기울이느라 애쓰고 있나요? 태풍이 올 때 잎을 떨어뜨리지 않는 나무들이 쓰러질 확률이 더 높다는 점을 생각해보세요. 내려놓지 않으면 끌려갑니다!

✳ 휴식 중

고요함에 편안해지세요. 휴식을 취하며 에너지를 보충해보세요.

✳ 클로징

마치 떨어진 잎 더미 속에 우뚝 서 있는 나무처럼, 무엇을 내려놓았는지 한 번 살펴보세요. 여러분 내면 깊숙이 들어가보세요. 이미 여러분에게는 다가올 그 무언가에 대처할 능력이 있습니다.

더 나아가기

내려놓는 것에 특히 집중하는 회복 자세는 가을에 알맞은 아름다운 수련이다.

9 번뇌

가르치기

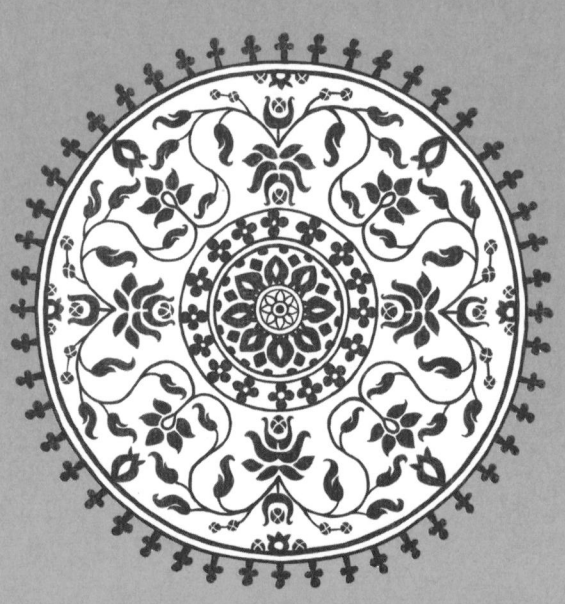

15

번뇌(1): 아비디야

주제에 대한 간략한 설명과 주제 선정 이유

아비디야avidya, 즉 '그릇되게 보기incorrect seeing'는 번뇌klesha의 근간이자 고통의 근원으로 모든 번뇌의 중심에 있다. 실제 현상에 대한 잘못된 인식과 그릇된 시선은 모든 고통의 근원이다. 세상을 더 명확하게 보는 법을 배우게 되면 실제 현실을 바라볼 수 있게 되고, 그 결과 고통이 줄어들게 된다. 시각 중심의 현대 요가 문화는 때때로 세상을 그릇되게 바라보도록 부추기고, 그로 인해 고통이 발생하기도 한다. 하지만 어떻게 보여야만 한다는 생각을 버리고, 내 느낌을 기반으로 직관적으로 나아갈 때 비로소 가장 분명하게 보이는 경우가 있다. 수강생들에게 번뇌를 소개하면 종종 그에 대한 해결책을 구하곤 한다. 아비디야(또는 사실 다른 모든 종류의 번뇌에 있어서도!)에 있어, 대부분의 해결책은 요가 수련에 있다. 1시간 동안 몸을 움직이고 호흡하고 몸과 마음을 합일시키고 나면 더 분명하게 보이지 않던가? 더 분명하게 보고, 비디야vidya로 나아가는 데 있어 요가가 도움이 된다.

주제와 관련된 찬트/노래/만트라/인용구/시

- 찬트: <Heart Sutra(반야심경)> -엠씨요기 *MC Yogi*
- 인용구: "내 비결은 아주 간단해. 마음으로 봐야지만 분명하게 볼 수 있어. 정말 중요한 건 눈에 보이지 않아." -앙투안 드 생텍쥐페리 *Antoine de Saint-Exupéry* 의 《어린 왕자》 중에서
- 시: <휴가 *The Vacation*> -웬델 베리 *Wendell Berry*

주제와 어울리는 자세

눈을 감고 하는 모든 자세. 단, 이 수련을 하기에 안전한 환경이어야 한다.

주제를 한 문장으로 표현한다면

분명하게 보기. 마음으로 보기.

수업에서 활용할 수 있는 단계별 표현

✳ **오프닝**

잘못 바라봄 혹은 그릇된 인식은 모든 고통의 근원에 있습니다. 하지만 다행인 것은 요가 아사나를 통해 더욱 분명하게 인식할 수 있다는 거죠. 요가 매트 위에서 몸을 움직임으로써 더 열린 마음을 가질 수 있게 됩니다. 아사나를 통해 생겨나는 여유 덕에 여러분들은 실제 현상을 있는 그대로 볼 수 있게 됩니다.

✳ **동작 중**

이 자세를 있는 그대로, 여러분 그 자체로 받아들이세요. 이 자세가 어떻게 보일까 걱정하지 말고, 최대한 진실하게 받아들여보세요.

✳ **휴식 중**

호흡이 차분해지면서 마음에서 빛이 나는 것이 느껴지나요? 마음이 벌써 더 맑아지고, 인식이 더 예리해진 것이 느껴지나요?

✳ **클로징**

종종 사바아사나로 휴식을 취하는 동안 '바르게 보기'에 대한 가장 큰 깨달음을 얻기도 합니다. 몸과 마음을 쉬어주는 동안, 어떤 미묘한 메시지가 생겨나며 반짝이는지 한번 살펴보세요. 어떤 진실이 드러나는지 살펴보세요.

더 나아가기

아비디야는 종종 '무지ignorance'로 번역이 되기도 하기에, 이러한 관점으로도 논의할 수 있다. 하지만 이러한 종류의 무지는 치료될 수 있는 무지이다. 요가는 변화를 가져다 줄 수 있는 지혜이다.

16
번뇌(2): 아스미타

주제에 대한 간략한 설명과 주제 선정 이유

아스미타*asmita*란 에고*ego*와 에고의 비대함을 의미한다. 본질적으로 에고를 과대평가하는 것은 에고를 잘못 인식하는 것으로, 이는 결국 고통으로 이어진다. 에고를 세상을 바라보는 안경 한 쌍으로 생각해볼 수도 있겠다. 요가는 에고라는 안경 없이 현실을 바라보게 해주는 도구이다.

주제와 관련된 찬트/노래/만트라/인용구/시

- 노래: <Imagine(이매진)> -존 레논*John Lennon*
- 인용구: "나는 나 자신과 나에 대한 이미지에 천착하는 것이 ... 실은 나 자신에게서 나를 뺏는 것이자, 그저 앉아서 그저 호흡하며 내 몸의 따뜻한 체온을 그저 느낄 수 있는 훌륭한 기회를 앗아가는 것임을 알게 되었다." -스티븐 코프*Stephen Cope*의 《요가와 진정한 자기 자신을 향한 탐험*Yoga and the Quest for the True Self*》 중에서
- 시: <딜레마*Dilemma*> -데이비드 버드빌*David Budbill*

주제와 어울리는 자세

고요함과 공간을 제공해주는 자세라면 모두 좋다. 벽에 다리를 올리는 자세도 좋다. 그 자세로 수업을 시작하며 이 주제를 소개해줄 수도 있겠다.

주제를 한 문장으로 표현한다면

내가 다가 아니다.(There is more than me.)

수업에서 활용할 수 있는 단계별 표현

✳ **오프닝**

오늘 수련을 통해 여러분은 어디서건 에고가 등장한다는 것을 알게 될 것입니다. 요가 매트 위에서 어떤 일이 일어나는지를 보면 요가 매트 밖에서 어떤 일이 일어나는지를 알 수 있습니다. 수련을 하는 동안, '나'라는 단어를 들어보세요. 이 단어는 언제 등장하고, 이 방에서 일어나는 일을 어떻게 방해하나요?

✳ **동작 중**

이 자세에 대해 여러분들은 어떤 이야기를 하고 있나요? "나는 이 자세가 좋아." 혹은 "나 이 자세 잘하네." 같은 말로 시작되는 이야기를 하고 있나요? 아니면 "나는 이 자세 별로야." 혹은 "나 이 자세 못 하겠어." 같은 말로 시작되는 이야기를 하나요? 에고가 특히 깊이 박힌 이런 이야기들을 한번 찾아보세요. 이런 이야기가 등장하면 알아차리세요. 그리고 이야기를 빼고 자세를 해보세요.

✳ **휴식 중**

에고라는 렌즈를 통해 이 경험을 구성하는 대신, 현재에 온전히 머무를 수 있나요? 지금 이 순간에 이름표를 붙이거나, 에고의 의견을 덧붙이는 대신 그저 이 순간을 알아차릴 수 있나요?

✳ **클로징**

순간순간 스스로 에고에서 해방될 수 있습니다. 다 내려놓고 판단이나 애착 대신 이완과 감각을 위한 공간을 만들어주는 순간에 가능합니다. 이곳에서 에고 없는 휴식에 들어가보세요. 그리고 이곳에서의 이 기억이 요가 매트 밖에서도 이 경험을 다시 하게 해줄 겁니다.

더 나아가기

에고를 다룬 글은 워낙 많기 때문에 이 주제만으로 한 달 치 수업을 계획할 수도 있을 것이다.

17
번뇌(3): 라가

주제에 대한 간략한 설명과 주제 선정 이유

라가*raga*는 인생의 달콤하고 쉬운 부분에 애착을 가지는 것을 의미한다. 편안한 것, 좋아하는 것을 갈망하는 마음은 표면적으로 아무 문제가 없어 보일 수도 있다. 하지만 애착을 느끼는 것들을 가지지 못하기 때문에 화, 좌절, 서러움 같은 감정을 느끼는 순간에 라가는 문제가 된다. 맛없는 라떼가 나와서 약간 짜증이 났을 때를 예로 들 수 있다. 라가가 마음껏 활개를 치게 둔다면, 이런 짜증이 누적되며 불편함과 고통이 많이 생겨날 수 있다.

주제와 관련된 찬트/노래/만트라/인용구/시

- 찬트: <Om Mani Padme Hum(옴 마니 반메 훔)> -마티 니코*Marti Nikko*와 DJ 드레즈*DJ Drez*
- 노래: <My Way(마이웨이)> -캘빈 해리스*Calvin Harris*
- 인용구: 내려놓으라.(Let go.)
- 인용구: 모든 것을 절제하라.(Moderation in all things.)

주제와 어울리는 자세

사이드 플랭크, 해시계 자세(수리야 얀트라아사나). 일반적으로 할 법한 자세를 대신할 수 있는 자세라면 다 좋다. 예를 들어, 아기 자세(발라아사나) 대신 강아지 자세. 다운독 자세(아도 무카 스바나아사나) 대신 돌고래 자세(아르다 핀차 마유라아사나, Ardha Pincha Mayurasana)를 할 수 있다. 자세 간 전환을 다르게 하는 것도 좋다. 예를 들어, '낮은 푸시업 자세-업독 자세(우르드바 무카 스바나아사나)-다운독 자세(아도 무카 스바나아사나)' 같은 일반적인 빈야사 자세를 거꾸로 하는 것이다. 완전히 바꾸어 봄으로써 애착을 버리라.

주제를 한 문장으로 표현한다면

애착에 대해 의문을 제기하라.

애착이 기쁨을 주는가, 고통을 주는가?

수업에서 활용할 수 있는 단계별 표현

✹ **오프닝**

편안한 자세에서 수련을 시작해봅시다. 이미 애착이 존재함을 느껴보세요. 움직이고 싶은가요, 머무르고 싶은가요? 이런 약간의 애착 상태가 여러분의 경험을 어떻게 좌우하나요?

✹ **동작 중**

오늘은 완전히 변화를 주어보고 있습니다. 일반적이지 않은 방식으로 자세를 하고 있어요. 마음이 이에 저항하던가요? 예상하던 자세, 선호하던 자세에서 한발 물러나서 일반적이지 않은 것에서 가치를 찾을 수 있었나요?

✹ **휴식 중**

애착에 대해 의문을 제기해보세요. 여러분의 욕구가 현실을 어떻게 바꾸는지 관찰하고 파악하는 데 의식적으로 관심을 기울여보세요.

✹ **클로징**

오늘은 사바아사나를 다르게 진행해볼 것입니다. 애착이 감정을 어떻게 바꾸는지 알아보기 위해서요. 생각지 못한 방식으로 규범에서 멀어지는 것에 저항하고 있는 자신을 이미 발견하셨을지도 모르겠어요. 이처럼 다른 방식의 사바아사나도 여전히 우리에게 휴식과 평온을 가져다준다는 것을 깨달으셨나요?

더 나아가기

수강생들이 수업을 다른 방식으로 시작하거나 끝마치게 하라. 사바아사나를 할 때에도, 평소 방향과는 다른 방향으로 머리를 두게 하라. 이 수업에서는 약간이나마 애착을 느끼는 것을 알아차리게 하는 (그리고 이에 반하도록 하는) 것이 좋다.

18
번뇌(4): 드베샤

주제에 대한 간략한 설명과 주제 선정 이유

드베샤*dvesha*는 라가의 반대이다. 라가는 우리가 좋아하는 것에 대한 애착이라면, 드베샤는 우리가 좋아하지 않는 것을 혐오하는 것이다. 우리는 각자 불쾌하다고 느끼는 물건, 경험, 사람이 있다. 여느 사람들처럼 여러분도 이를 피하려고 했을 것이다. 불쾌함과 정면으로 마주하는 것을 좋아하는 사람은 없다. 하지만 삶이란 필연적으로, 또 주기적으로 여러분이 이처럼 불쾌감을 주는 요소들과 마주하게끔 하므로 드베샤는 고통으로 이어진다. 여러분이 고통을 느끼는 이유는 여러분이 삶의 특정한 (그러나 보편적인) 부분을 싫어하기 때문이다. 또한 공포영화를 두려워하는 마음을 통해서도 알 수 있는 것처럼, 종종 드베샤는 무서운 요소를 실제보다 상상 속에서 더 무섭게 느끼도록 확대해서 보여준다.

주제와 관련된 찬트/노래/만트라/인용구/시

- 노래: <Hallelujah(할렐루야)> -제프 버클리*Jeff Buckley*
- 노래: <Breathe In Breathe Out(들숨 날숨)> -맷 커니*Mat Kearney*
- 인용구: "갈망과 혐오는 우리의 감각이 감각의 대상이 되는 물체를 마주하기 때문에 발생한다. 당신의 길을 가로막는 이런 약탈자들에게 넘어가지 말라." -《바가바드 기타*Bhagavad Gita*》, 스티븐 미첼*Stephen Mitchell* 번역판

주제와 어울리는 자세

사람들이 가장 싫어하는 자세를 분절해서 다가가기 쉽게 만들어보라. 수

업이 끝난 다음 수강생들에게 어떤 자세를 가장 피하고 싶은지 물어보고, 그다음 수업 혹은 수업들에서 그 자세를 조금 더 다가가기 쉽고 편안하게 만들어봄으로써 해당 자세에 대한 잘못된 인식을 해소해주어라. 혹은 비슷한 효과를 낼 수 있는 대체 자세를 제안해보라.

주제를 한 문장으로 표현한다면
현상에 저항함으로써 고통을 만들어내고 있는가?
고통을 만들어내는 것은 여러분의 생각이다.

수업에서 활용할 수 있는 단계별 표현

✳ **오프닝**

오늘 매트 위에서 하는 모든 자세가 여러분의 취향이 아닐 수도 있습니다. 만약 요가 수련을 한 지 오래된 분이라면, 정말 싫어하는 자세가 확실히 있을 것 같아요! 오늘은 요가 자세에서 싫어하는 부분에 집중해보세요. 어떤 부분에서 저항하며 '이건 싫어.'라고 생각하고 있는지 살펴보세요. 실제 자세가 아니라 그런 저항하는 마음이 고통을 야기한다는 점을 생각해보세요.

✳ **동작 중**

많은 분이 좋아하지 않는다고 이야기한 동작으로 넘어가겠습니다. 먼저 시도하기 전에, 잠시 멈추어보고, 싫어하는 마음 없이 동작을 해보겠다는 생각을 가져보세요. 최대한 중립적인 마음으로 자세를 시도해보세요. 그렇게 이 자세에 대한 경험을 바꾸어보는 거예요.

✲ **휴식 중**

자, 이제 이 자세의 모든 부분에 저항하지 않겠다는 마음을 다시 되뇌어보세요.

✲ **클로징**

수업의 마지막, 고요한 이 시간을 싫어하기도 하나요? 그렇다면 오히려 사바아사나에 더 오래 머무르면서 싫어하는 마음이 옅어지게 두어보세요. 종종 싫어하는 마음은 현실보다 상상에서 더 강력하게 나타납니다. 이곳에 머무르면서 일어나는 것은 일어나도록 두어보세요.

더 나아가기

불교의 두 번째 고귀한 진리에 따르면 애착이 고통을 만든다. 통렌*tonglen* 명상은 고통에서 모든 사람을 해방하겠다는 마음 아래 다른 사람들의 고통에 민감해지는, 아름다운 수련 방식이다.

19

번뇌(5): 아비니베샤

주제에 대한 간략한 설명과 주제 선정 이유

마지막 번뇌는 아비니베샤abhinivesha, 즉 생에 대한 애착이다. 죽음은 필연적이다. 요가 철학은 종종 고상한 개념을 다룰 때도 있지만, 이 주제에서만큼은 우리가 현실에 단단히 뿌리내릴 수 있게 해준다. 죽음은 필연적이고 여러분들은 언젠가 죽을 것이기 때문에, 죽음을 두려워하는 것은 불필요한 고통을 야기한다. 생이 언젠가 끝난다는 것을 받아들이면 고통을 느끼는 대신 자유를 얻을 수 있다. 아비니베샤의 반대를 떠올리는 것도 도움이 된다. 이곳에 도착하기 전에는 존재하는 것에 대한 두려움이 없지 않았던가. 그저 돌아가는 것일 뿐인데 왜 두려워하는가? 여러분 본인의 죽음이나 사랑하는 사람의 죽음에 대한 불안감을 느낄 때마다, 아비니베샤는 온전하게 생을 살라고 일깨워준다. 영생을 누릴 수 없고 이 삶이 하나뿐이라면, 글쎄, 살아 있는 동안 이 달콤한 선물을 만끽하는 게 낫지 않을까.

주제와 관련된 찬트/노래/만트라/인용구/시

- 노래: <If We Were Vampires(우리가 뱀파이어라면)> -제이슨 이즈벨Jason Isbell

- 인용구: "자기The Self는 어디건 있다. 자기는 밝음이자, 불가분이며, 죄로 더럽혀지지 않으며, 지혜롭고, 내재하며, 초월적이다. 우주를 온전히 결속시켜주는 존재이다." -《이샤 우파니샤드Isha Upanishad》 8, 에크낫 이스워런 번역판

- 인용구: "영혼은 태어나지도 죽지도 않는다." -《바가바드 기타》 20.2, 스티븐 미첼 번역판

주제와 어울리는 자세

사바아사나

주제를 한 문장으로 표현한다면

죽음은 필연적이다. 이를 떠올리며 지금에 감사하라.

수업에서 활용할 수 있는 단계별 표현

✳ **오프닝**

오늘은 조금 고통스러울 수도 있는 진실에 대해 다뤄보고자 해요. 죽음과 삶에 대한 애착이라는 요가 철학을 다룰 예정입니다. 오늘 처음 다룬다고 바로 해결될 수 있는 철학적 문제는 아니에요. 오히려 아비니베샤는 평생 동안 해결해야 하는 문제입니다. 하지만 오늘, 지금 시작할 수는 있습니다. 이 애착을 바라보면서, 지금의 달콤한 인생을 누려야겠다는 마음을 되새겨보세요.

✳ **동작 중**

지금 이곳에서 움직이며 흐르는 여러분은 살아 있습니다. 이다음 자세에서는 여러분이 이곳에서 살아 숨 쉬고 움직이고 있다는 단순한 진리에서 기쁨을 찾아보세요.

✳ **휴식 중**

요가 수련은 인생의 주기를 닮았습니다. 서서히 시작해서 어려운 자세로 넘어간 뒤, 온전히 휴식을 취하죠. 그 과정에서 잠깐 휴식 시간을 가지기도 합니다. 지금도 마찬가지예요. 온전히 삶을 살아가지만, 휴식을 위해 잠시 정지한 거예요.

✴ **클로징**

모든 사람은 살고 싶어 합니다. 삶에 대한 애착을 가지는 것이 불안을 야기하고 오히려 삶을 사는 것을 방해하기도 하지만, 모든 사람에게 이러한 애착이 있다는 사실로 인해 여러분은 다른 생명체와도 조화를 이룰 수 있습니다. 우리는 모두 하나입니다.

더 나아가기

이 주제를 다룬 글은 아주 많으며, 주로 진지한 내용인 경우가 많다. 하지만 데이비드 세다리스_David Sedaris_는 2006년 《뉴요커_The New Yorker_》에 <메멘토 모리_Memento Mori_>라는 제목으로 죽음이 필연적이라는 것을 기억하자는 내용의 웃기고 감동적인 에세이를 게재한 바 있다.

고대 요가

10

철학과 일상

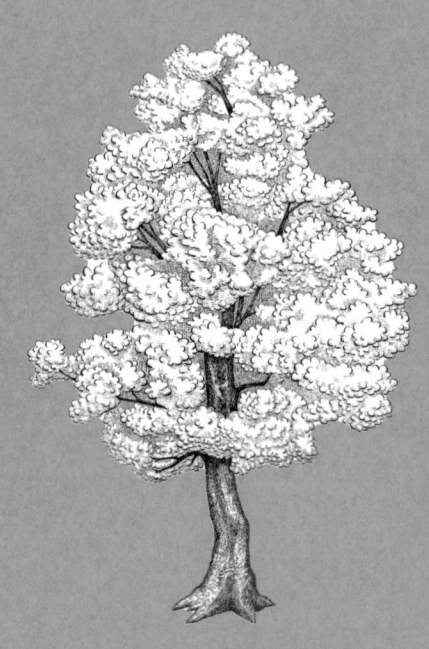

20

스티라와 수카: 노력하기와 힘 빼기

주제에 대한 간략한 설명과 주제 선정 이유

요가 철학에서 가장 중요한 책 중 하나는 약 2천 년 전 집필된 파탄잘리 *Patanjali*의 《요가수트라*The Yoga Sutras*》이다. 이 책은 요가 철학을 한데 모아두기 시작한 최초의 책 중 하나인데, 요가 자세에 대한 부분은 딱 한 번 나온다. 요가 자세란 안정적이어야 하고, 편안해야 한다는 것이다. 그 이야기뿐이다.

요가 수련을 잘하기 위해서는 안정성과 자유가 있어야 한다. 여러분에게 도움이 되는 방식으로 움직일 수 있도록 충분히 견고함을 유지하되, 불필요한 긴장을 쌓거나 유지하지 않도록 몸을 유연하고 자유롭게 움직여야 한다. 이와 같은 스티라*sthira*와 수카*sukha*, 즉 노력하기와 힘 빼기는 요가 매트 위에서건 밖에서건 모든 요가 수련의 기본이다.

주제와 관련된 찬트/노래/만트라/인용구/시

- 노래: <Gayatri Mantra(가야트리 만트라)> -데바 프레말*Deva Premal*
- 인용구: "아사나 수련을 할 때는... 부드러움과 안정을 더하도록 노력해야 하지만, 한편으로는 점차 노력을 덜 들이면서도 같은 자세를 취할 수 있도록 해야 한다." -T.K.V. 데시카차르의 《치유비니요가》 중에서
- 인용구: "아사나는 안정적이고 편안한 자세이다(Sthira sukham asanam)." -《요가수트라》 제2장 46절, 스리 스와미 사치다난다*Sri Swami Satchidananda* 번역판

주제와 어울리는 자세

안정적인 동작과 유연한 동작이 균형을 이루는 자세가 좋다. 댄서 자세(나타라자아사나)나 회전 반달 자세(파리브르타 아르다 찬드라아사나, Parivrrta Ardha Chandrasana)를 고려해보자.

주제를 한 문장으로 표현한다면

노력하기와 힘 빼기 사이의 공간을 찾아보라.

수업에서 활용할 수 있는 단계별 표현

✳ **오프닝**

우리는 요가를 할 때 평소와 다르게 분명한 의도를 가지고 움직입니다. 오늘은 수련을 하면서 노력하기와 힘 빼기 사이의 균형을 찾아볼 것입니다.

✳ **동작 중**

수련 중에서도 이때 가장 큰 노력을 기울이게 됩니다. 자세를 만들기 위해서는 집중력과 에너지가 필요하죠. 하지만 가장 어려운 자세를 연습할 때도 몸을 부드럽게 하고, 적게 움직이고, 편안함에 이를 수 있는 방법을 찾아보세요.

✳ **휴식 중**

우리는 휴식을 통해 완전한 편안함을 찾을 수 있게 됩니다. 아니면 휴식을 하는 지금, 여러분의 몸 중에서도 아직 '켜진' 상태, 몰두하는 상태, 다시 움직일 준비가 된 상태인 부분이 있을 수 있습니다. 아니면 몸은 이완 중이지만 정신은 안정적이고, 굳세고, 깨어 있는 상태일 수도 있죠. 균형을 찾으세요.

* **클로징**

사바아사나를 하는 동안에는 편안함을 찾기 위한 노력을 내려두세요. 몸 밖에 있는 요소들, 즉 바닥, 중력, 기구들 덕분에 지금 몸이 안정적인 상태란 점을 믿으세요. 몸이 완전히 이완하도록 두세요. 편안함을 찾으세요.

더 나아가기

《요가수트라》를 잘 번역한 버전들이 여럿 있다. 한번 읽어보고, 그중 여러분과 가장 잘 맞는 버전을 찾아라. 《요가수트라》에서 얻을 수 있는 교훈이 많을 것이다.

21
아브야사와 바이라기야: 만들기와 내려놓기

주제에 대한 간략한 설명과 주제 선정 이유

《요가수트라》에 따르면 성실한 수련을 의미하는 아브야사abhyasa와 수련의 결과에 미련을 갖지 않는 것을 의미하는 바이라기야vairagya를 잘 조합하면 요가라는 상태에 다다를 수 있다. 노력하기와 미련 없음을 뜻하는 이 두 개념은 상반되는 동시에 연결되어 있다. 이는 《요가수트라》나 바로 직전 주제에서 보았던 것처럼, 요가 아사나에는 노력과 힘 빼기가 동시에 필요하다고 명한다. 전문용어로 아브야사와 바이라기야란 노력을 통해 이루어지도록 하는 것과 내려놓음으로써 이루어지도록 두는 것 간의 적절한 균형을 찾는 것이다. 아사나 수련은 성실한 수련과 노력이 빛을 발하는 부분과 결과에 대한 미련을 내려놓아야 하는 부분을 분별하는 법을 배우는 실험실과도 같다. 케니 로저스Kenny Rogers가 부른 유명한 노래에도 나왔듯이 "어떤 부분은 붙잡고 어떤 부분은 그저 접어야 하는지를 알아야 한다(You've got to know when to hold'em, know when to fold'em)."

주제와 관련된 찬트/노래/만트라/인용구/시

- 노래: <The General Specific(제너럴 스페시픽)> -밴드 오브 호시스Band of Horses

- 노래: <Comptine d'un autre été: l'après-midi(또 다른 여름의 라임: 오후)> -얀 티에르상Yann Tiersen

주제와 어울리는 자세

하반신은 움직이되 상반신은 이완하는 선 자세는 모두 좋다. 수강생들이 이 두 상태를 동시에 느낄 수 있도록 해보라.

주제를 한 문장으로 표현한다면

어떤 부분에서는 노력을 기울이고 어떤 부분에서는 내려놓아야 하는지 배우라.

수업에서 활용할 수 있는 단계별 표현

✳ **오프닝**

아브야사는 끊김 없이 긴 시간 동안 수련을 하도록 권장합니다. 오늘 수련을 하러 온 자기 자신에게 감사를 표하세요. 동시에, 본인이 노력한 결과에 대해 미련이 있지는 않은지, 그 감정을 놓을 수 있는지 살펴보세요.

✳ **동작 중**

이 자세에서 여러분 몸의 어떤 부분이 사용되어야 하고, 어떤 부분이 이완되어야 할까요? 머리끝에서 발끝으로 살펴볼 수도 있고, 몸의 앞면에서 뒷면으로 살펴볼 수도 있습니다. 예를 들어, 백벤딩 자세에서는 후면 근육을 사용해야 하기 때문에 전면 근육은 이완해야 하는 것이죠.

✳ **휴식 중**

노력을 높이 평가하되, 결과는 내려놓으세요.

✳ **클로징**

이제 몸의 훈련은 끝났습니다. 노력한 자신에게 감사하세요. 이제 완전히 휴식하며 이완하세요.

다시 현실 세계로 돌아갔을 땐, 어떤 부분에서 본인이 적극적으로 노력을 기울이는지, 어떤 부분에서 수동적인지 한번 생각해보세요. 그 둘 간의 적절한 균형을 찾아보세요.

더 나아가기

노력과 힘 빼기, 일과 휴식이라는 양면성은 많은 주제에서 발현된다. 요가의 핵심 개념이자, 탐구할 가치가 있는 중요한 내용이기 때문이다.

22

아타: 이제 지금부터

주제에 대한 간략한 설명과 주제 선정 이유

아타*atha*는 《요가수트라》에서 가장 처음 등장하는 단어이다. 수사적으로 보면, 증거를 제시하는 단계에서 모두 발언으로의 전환을 의미한다. 이미 학습하고 경험한 모든 것을 기반으로 이제 진정한 요가 공부가 시작되는 것이다. 마치 "자, 한 번 들어봐." 같은 문구와도 같다. 관심을 끌기 위한 문구이자, HBO 쇼가 시작되기 전의 간단한 안내 문구 같은 것이다. 이를테면 "이제 지금부터… HBO 오리지널 시리즈 <볼러스*Ballers*>가 시작됩니다."라는 안내 문구가 나올 때 여러분은 "이제 지금부터"라는 말을 듣고 부엌에 있다가도 소파로 이동할 것이다. 이 자리에, 지금 이 순간에 머물라는 리마인더인 것이다.

주디스 핸슨 라사터*Judith Hanson Lasater*는 '지금'이야말로 《요가수트라》의 핵심 단어라고 설명한다. 요가는 지금 이 순간 일어나는 것이다. 모든 순간이 지금에 해당한다. 이를 알아차리고, 연결되어라.

주제와 관련된 찬트/노래/만트라/인용구/시

- 노래: <Both Sides Now(이제 양쪽으로)> -조니 미첼*Joni Mitchell*
- 인용구: "인생의 불안을 극복하기 위해서는 현재를 살아가세요. 한 호흡 한 호흡마다 살아가세요." -아밋 레이*Amit Ray*

주제와 어울리는 자세

역자세는 지금의 중요성을 확실히 보여준다. 집중하고 현재에 머물러야 역자세를 유지할 수 있기 때문이기도 하고, 역자세에 다다랐을 때 종종 시간이 느리게 흐르기 때문이다. 몸이 거꾸로 된 상황에서는 현재를 벗어날 수 없다.

주제를 한 문장으로 표현한다면
지금, 지금, 지금

수업에서 활용할 수 있는 단계별 표현

✷ **오프닝**

요가 수련은 현재, 지금에 머무는 수련이기도 합니다. 종종 우리는 과거를 돌아보고, 미래를 추측하죠. 하지만 오늘 수련에서 여러분은 지금에만 의식적으로 집중하세요.

✷ **동작 중**

정신이 다른 곳으로 유영할 때, 다시 이를 지금으로 가져오세요. 그리고 지금은, 그리고 지금은, 그리고 지금은. 이렇게요.

✷ **휴식 중**

잠시 멈춰 있는 순간에도 현재에 있다는 점을 느껴보세요. 호흡이 현재에 있다는 점도 느껴봅시다.

✷ **클로징**

이제 요가 매트 밖에서도 이 개념을 적용해봅시다. 미래의 일이나 앞으로의 계획을 생각해야 할 때도 있겠죠. 하지만 항상 호흡하는 이 순간으로 돌아오세요. 현재로 돌아오는 것입니다.

더 나아가기

현재에 존재하는 것은 마음챙김의 핵심 개념이다. 여러분과 여러분의 수강생들은 이미 에크하르트 톨레*Eckhart Tolle*의 《지금 이 순간을 살아라》를 잘 알고 있을 수도 있겠다. 이 책은 현재에 존재한다는 개념을 명확히 알려주는 개념서이다.

23

삼스카라: 리듬 VS 틀

주제에 대한 간략한 설명과 주제 선정 이유

삼스카라samskara는 생각에 남는 인상thought impression으로, 우리가 평생 취하고 반복하는 패턴을 의미한다. 삼스카라는 마치 눈밭의 발자국처럼 우리가 취하는 모든 행동이 심리적인 기록을 남긴다는 것을 의미한다. 이와 같은 기록은 긍정적일 수도 부정적일 수도 있다. 긍정적인 삼스카라는 마치 리듬groove과도 같다. 좋은 습관을 주기적으로 반복하면서 좋은 결과가 생겨나는 것이다. 예를 들어, 건강한 음식을 먹고 운동을 하는 등 건강한 습관은 좋은 리듬을 만들 것이다. 하지만, 어떤 습관들은 그저 틀rut로 이어질 뿐이다. 깊게 팬 틀을 벗어날 길 없이 따라가는 것은 유해할 수 있다. 건강한 행동은 우리 삶을 더 낫게 만들어주지만, 좋은 습관이 나쁜 습관으로 바뀌며 건강한 음식에 강박적으로 집착하게 될 수도 있는 것이다. 혹은 예를 들어 아사나 수련 중의 차투랑가 동작은 조금씩 하면 유익하지만 너무 과도하게 하면 몸에 좋지 않다. 우리의 행동은 좋은 습관이 될 수도, 나쁜 습관이 될 수도 있다. 지금 자신의 습관이 유익한지를 탐구하고 지속적인 관심을 기울이는 것이 중요하다.

주제와 관련된 찬트/노래/만트라/인용구/시

- 노래: <I am already(나는 이미)> -다나 폴즈Danna Faulds
- 노래: <Groove me(그루브 미)> -킹 플로이드King Flyod
- 노래: <Groove Is in the Heart(그루브는 마음 속에)> -디라이트Deee-Lite

주제와 어울리는 자세

익숙한 자세에 대해 큐잉을 할 때이건, 새로운 자세를 알려줄 때이건, 새로운 접근법을 취하게 되면 수강생들은 자신의 습관을 인지하게 된다. 이는 변화를 위한 첫 단계이다.

주제를 한 문장으로 표현한다면

이 패턴은 리듬인가 틀인가?

수업에서 활용할 수 있는 단계별 표현

✲ 오프닝

중심을 잡기 위해 앉아 있는 지금, 몸에서 어떤 습관이 발현되고 있는지 한 번 살펴보세요. 항상 다리 한쪽이 위쪽에 있거나 앞쪽에 있나요? 여러분의 자세에는 사무실 의자나 자동차 시트의 흔적이 묻어나나요?

✲ 동작 중

지금 이곳의 감정에 집중해보세요. 자유롭고 수월하게 움직일 수 있도록 저항이 가장 적은 길을 따르고 있나요? 혹은 생각 없이 움직이거나 울퉁불퉁한 길을 따르는 등 틀에 박혀 있나요?

✲ 휴식 중

여러분의 마음은 습관적으로 어떤 패턴을 띄는지 살펴보세요. 즉, 여러분의 치타 브리티(Chitta Vritti)를 찾아보세요. 지금 그 패턴이 여러분에게 유용한가요?

* **클로징**

이제 요가 매트 밖에서도 이 개념을 적용해 매 순간 여러분에게 도움이 되는 삼스카라를 만들 기회입니다.

더 나아가기

리듬을 찾아 틀에서 벗어나고 싶은 수강생이라면, 개리 존 비숍*Gary John Bishop*의 《시작의 기술》에서 더 많은 지혜를 얻을 수 있을 것이다.

24
결과에 연연하지 않기

주제에 대한 간략한 설명과 주제 선정 이유

《바가바드 기타(스티븐 미첼 번역판)》에서 크리슈나Krishna는 아르주나Arjuna에게 이렇게 말한다. "네 일은 오직 행동에 있으며 그 결과에 있지 않다. 오직 행동 그 자체를 위해 행동하라. 동시에 행동하지 않아서도 아니 된다. 자기중심적으로, 단호하게, 결과를 생각하지 말고 행동하며, 성공과 실패 모두에 열려 있는 것. 이와 같은 평정심이 바로 요가이다." 이 메시지는 현대 문화에서 눈에 띄는 성공을 이루었는지가 자신의 가치를 정한다고 이야기하는 바와 상반된다. 하지만 크리슈나는 중대한 진리에 대해 말한다. 결과가 아니라 노력이야말로 우리의 가치를 정한다고.

주제와 관련된 찬트/노래/만트라/인용구/시

- 찬트: <Namah Shivaya(나마 시바야)> -크리슈나 다스Krishna Das
- 연주곡: <Prelude in G Minor, Op. 23, No. 5> -세르게이 라흐마니노프Sergei Rachmaninoff
- 인용구: 결과를 떠올리지 않고 행동하라.(Act without any thought of results.)

주제와 어울리는 자세

풀 스플릿full split이나 비스바미트라아사나Visvamitrasana처럼 어려운 자세도 해보기 좋다. 혹은 피크 포즈에 이를 수 있는 다른 유사한 자세들도 이 주제와 잘 어울린다.

주제를 한 문장으로 표현한다면

결과에 연연하지 말고 해야 할 일을 하라.

수업에서 활용할 수 있는 단계별 표현

✳ **오프닝**

오늘 요가에 온 여러분의 할 일은 동작을 취하며 호흡하고 몸속에 머무르는 것입니다. 이 동작을 통해 여러분이 도달해야 할 자세는 없습니다. 궁극적으로 취해야 할 자세가 있는 것이 아니라는 말입니다. 오늘 수련의 중요한 부분은 무언가 꼭 달성하지 않더라도 노력을 하는 것입니다. 현실 세계에서도 어려운 부분이지요. 노력을 기울여도 무언가 얻을 수 있다는 보장이 없는 상황에서 얼마나 자주 노력을 기하나요?

✳ **동작 중**

이곳에서 여러분이 할 수 있는 것들을 하세요. 무언가 해내야 하는 것은 없습니다. 최선을 다하세요. 노력 그 자체가 목표입니다.

✳ **휴식 중**

휴식에도 노력이 필요합니다. 많은 사람이 에너지와 불안으로 가득 차 있기 때문에 온전히 휴식을 취하기 위해서 가장 큰 노력을 기울여야 해요. 완전히 내려놓지 못하더라도 한번 노력해보세요.

✳ **클로징**

결과에 연연하지 않고 할 일을 다 하기 위해서는 먼저 할 일이라는 것이 무엇인지 정의해야 합니다. 이는 가끔 쉽게 느껴질 겁니다. 특히, 부모가 되었다거나 직장에 다닌다면요. 하지만 종종 보다 더 정의하기 어렵고, 형태가 없는 일도 있습니다. 예를 들어 자신에게 "내가 지금 이 세상에 있는 이유가 뭐지?" 혹은 "내가 어떤 것을 줄 수 있지?"하고 묻는 것입니다. 답을 찾았다면, 가서 할 일을 하세요.

더 나아가기

다시 한번 불교 교리가 요가 철학과 맞닿아 있다는 것을 확인할 수 있다. 불교의 세 번째 고귀한 진리는 집착하지 않아야 고통에서 해방될 수 있다는 것이다.

25

구나

주제에 대한 간략한 설명과 주제 선정 이유

아유르베딕 사상*Ayurvedic thinking*에 따르면, 모든 프라크리티*prakriti*(물질)는 자질들, 혹은 구나*guna*(만물의 속성)가 각기 다른 양으로 이루어져 있다. 이 자질들에는 타마스*Tamas*, 라자스*Rajas*, 사트바*Sattva*가 있다. 타마스는 어둠과 침체의 상태를 의미한다. 라자스는 움직임과 행동의 상태를 의미한다. 사트바는 조화와 균형의 상태이다. 사트바에 가까운 삶을 살기 위해서는 요가 수련이 필요하다. 흑백 사고방식을 지닌 우리로서는 무언가가 관성, 에너지, 균형이라는 세 가지 자질을 모두 가지고 있다는 점을 인지하기 어려울 수 있다. 하지만 좋은 요가 수련도 바로 그렇지 않던가? 휴식할 수 있는 공간과 움직일 수 있는 공간이 있으며, 이 두 가지가 합쳐져서 균형감이 더해지는 것이다.

주제와 관련된 찬트/노래/만트라/인용구/시

- 노래: <Everything's Not Lost(모든 것을 잃진 않았다)> -콜드플레이
- 인용구: "침묵을 통해 영혼은 분명한 불빛 아래 길을 찾으며, 손에 잡히지 않던 기만적인 것들도 명료해진다." -마하트마 간디
- 인용구: "어둠은 어둠을 몰아낼 수 없다. 빛만이 어둠을 몰아낼 수 있다. 증오는 증오를 몰아낼 수 없다. 사랑만이 어둠을 몰아낼 수 있다." -마틴 루터 킹 주니어

주제와 어울리는 자세

정적인 자세에서 시작해 다시 정적인 자세로 흐르는 시퀀스를 통해 조화

로움을 갖출 수 있다.

주제를 한 문장으로 표현한다면
사트바, 즉 균형의 상태로 나아가라.

수업에서 활용할 수 있는 단계별 표현

✳ **오프닝**

모든 물질은 침체된 부분, 동적인 부분, 안정적인 부분으로 구성되어 있어요. 여러분이라는 물질도 마찬가지입니다. 이 모든 것들이 한꺼번에 여러분 안에 존재하지만, 여러분은 노력을 통해 이 물질을 안정과 균형으로 나아가게끔 할 수 있습니다. 오늘은 그와 같은 의도를 가지고 움직여보겠습니다.

✳ **동작 중**

억지로 자세를 취하지 마세요. 동시에 나태해지지도 마세요. 자세가 조화로울 수 있도록 하세요.

✳ **휴식 중**

지금은 휴식을 취하고 있지만, 침체된 때는 아닙니다. 다음을 대비하고 있는 거예요. 에너지를 쓴 만큼 휴식이 필요합니다. 지금의 이 휴식을 통해 전체 수련의 균형이 잡히는 거예요.

✳ **클로징**

여러분은 어둠, 움직임, 균형이 모두 함께 어우러져 있는 존재입니다. 오늘 수련을 통해 여러분은 더욱 조화로운 방향으로 에너지를 이동시켰습니다.

더 나아가기

특정 구나를 다른 구나보다 선호하는 마음이 들 수도 있다. 예를 들어 타마스는 부정적이라고만 생각해버리는 것이다. 이런 마음에 맞서야 한다. 균형을 위해서는 모든 요소가 중요하다.

26
바유

주제에 대한 간략한 설명과 주제 선정 이유

바유*vayu*는 '바람'을 의미하지만, 이것만으로는 바유의 진정한 의미를 전하기에 충분하지 않다. 프라나*prana*는 활동적인 생명력을 의미하며, 다섯 가지 바유를 통해 각기 다른 방향으로 기능한다. 수강생들에게 발을 아래로 꾹 누르라고만 큐잉하는 대신, 아래쪽으로 흐르는 프라나와 같은 아파나 바유*apana vayu*의 움직임을 찾고 이를 활용하도록 제안할 수도 있다. 다섯 가지 바유에는 안으로, 위로 향하는 에너지이자 음식과 물의 섭취, 호흡을 담당하는 '프라나 바유', 아래로 향하는 에너지이자 배출, 월경, 출산과 관련된 '아파나 바유', 몸의 중심으로 향하는 에너지이자 소화와 관련된 '사마나 바유*samana vayu*', 몸의 중심에서 멀어지는 에너지이자 몸 전체로 호흡과 생명력을 퍼뜨리는 '브야나 바유*vyana vayu*', 그리고 위로, 밖으로 향하는 에너지이자 노래, 찬트, 날숨, 말과 관련된 '우다나 바유*udana vayu*'가 있다. 수강생들에게 바유를 설명하고 에너지가 본인들의 몸속에서 어떻게 움직이는지 관찰하도록 하면, 수강생들이 수련의 미세한 면을 느끼고 적응하도록 하는 데 도움이 된다.

주제와 관련된 찬트/노래/만트라/인용구/시

- 노래: \<Breath Control(호흡 조절)\> -MC 요기 *MC Yogi*
- 인용구: "모든 종류의 프라나가 필요하지만, 서로 균형을 이루어야 효과적이다." -T.K.V. 데시카차르의 《치유비니요가》 중에서
- 인용구: "호흡은 삶과 의식을 연결시켜주고, 몸과 생각을 결합시키는 다리이다." -틱낫한의 《거기서 그것과 하나 되시게》 중에서

주제와 어울리는 자세

모든 자세가 어울리지만, 자세에 대해 큐잉을 할 때 바유와 연결 지을 방법을 고민해보라. 예를 들어보겠다. 우다나 바유를 위해서는 '옴$_{om}$'을 외고, 브야나 바유를 위해서는 전사 자세 II(비라바드라아사나 II)로 몸을 뻗어내고, 사마나 바유에서는 코어를 쓰면서 팔의 균형을 잡고, 프라나 바유(혹은 특정 프라나야마 수련)에 대해서는 호흡을 인지하도록 하고, 아파나 바유의 경우에는 스쿼트처럼 에너지를 아래로 향하도록 하는 자세를 활용해보라.

주제를 한 문장으로 표현한다면

당신은 그저 몸 그 이상의 존재이다. 당신은 프라나, 즉 생명력을 담은 용기이다.

여러분의 몸속에서 에너지가 움직이는 것을 느껴보라.

수업에서 활용할 수 있는 단계별 표현

✳ 오프닝

정적인 자세에서 시작하지만, 지금 이 순간도 '프라나'는 움직이고 있습니다. 여러분의 몸속 깊숙이 움직이며 소화를 돕고, 여러분의 세포에 호흡을 불어넣고 있어요. 여러분의 호흡을 잘 보세요. '프라나 바유'가 일어나고 있습니다. 호흡이 들어와 폐를 가득 채우죠. '브야나 바유'는 이 신선한 호흡을 여러분의 팔다리로 옮겨가며, 아주 작은 단위인 손가락과 발가락까지 옮겨주고 있습니다. 이 정적인 순간 속에서 호흡하며 발산하는 에너지를 느껴보세요.

✳ 동작 중

자세에 도달하면서 가슴을 하늘로 끌어 올리고, 여러분 몸의 에너지가 가슴으로부터 밖으로 뿜어져 나가도록 해보세요.

팔을 몸 바깥쪽으로 쭉 뻗어보세요. 몸을 움직이는 동작이기도 하지만, 에너지를 움직이는 동작이기도 합니다. 프라나가 여러분 심장의 중심에서 손가락으로 나아가는 것이니까요.

✳ **휴식 중**

사이사이에 호흡으로 돌아오며 프라나의 흐름으로도 다시 돌아와보세요. 호흡을 들이마시고, 내쉬세요. 매 호흡에 생명이 있습니다.

✳ **클로징**

여러분이 움직이면 여러분의 신체가 움직이고, 움직임과 멈춤 사이에 여러분의 몸은 미세하게 뛰고 소용돌이칩니다. 지금 이렇게 차분하고 평온한 상태에서도 여러분 안에서 에너지는 늘 활발하게 움직이고 있어요. 고요함 속에서 휴식을 취하는 지금, 여러분 안의, 방 안의, 여러분 주변 사람들 안의 이 에너지를 느껴보세요. 여러분의 몸이 호흡하도록 두고, 호흡이란 단지 공기에 불과한 것이 아니라 생명이라는 점을 기억하세요.

더 나아가기

여러분들도 아마 우리와 마찬가지로 수강생들이 이 주제에 관심을 가지기는 하나, 수업 한 번만으로는 이 개념을 완전히 이해하기 어렵다는 사실을 알게 될 수도 있다. 한 달 수업 전체의 주제를 바유로 잡고, 수업마다 각각의 바유를 다루는 것도 방법이다.

27

도샤(1): 바타

주제에 대한 간략한 설명과 주제 선정 이유

아유르베다*Ayurveda*에서 설명하는 세 가지 도샤*dosha*(체질)인 바타*vata*, 피타*pitta*, 카파*kapha*는 우리 모두에게 존재한다. 대부분의 사람은 이 중 한쪽으로 치우치는 경향이 있다. 우리는 창의적이고 공기의 요소가 많은 '바타'일 수도 있고, 거세고 불의 요소가 많은 '피타'일 수도 있으며, 혹은 흙의 요소가 많은 '카파'일 수도 있다. 균형을 위해서는 각 도샤가 모두 중요하며, 셋 간의 조화를 유지하되, 태생적으로 본인에게 어떤 특성이 더 많은지 인지하면 최적의 건강 상태를 유지할 수 있다. 즉 도샤는 자각을 위한 도구이기도 하다.

세 가지 도샤 중 '바타 도샤'를 주제로 삼는다면 공기의 성질을 띠고, 창의적이며, 에너지 넘치고, 즉흥적인 모든 것을 이용할 수 있다. 도샤는 조화로울 수도 있지만, 그 균형이 무너질 수도 있다. 바타 도샤의 균형이 무너지면 혼란, 혼미, 불안이 야기된다. 하지만 조화로운 상태의 바타는 창의적인 표현과 발견으로 이어져 기쁨을 준다. 수강생들에게 창의적이고 즉흥적인 자기 자신의 모습과 연결될 것을 일깨워주면서 도샤를 함께 논의해보라.

주제와 관련된 찬트/노래/만트라/인용구/시

- 노래: <Voilà(부알라)> -잔 셰랄*Jeanne Cherhal*
- 노래: <Silver Clouds(은빛 구름)> -바워버즈*Bowerbirds*
- 인용구: "우리는 계속해서 절벽에서 떨어져 내리며 날개를 만들어나간다." -커트 보니것*Kurt Vonnegut*의 《그래, 이 맛에 사는 거지》 중에서

주제와 어울리는 자세

주제가 바타 도샤인 경우, 흐르는 듯하고, 변화하며, 다양하게 표현되는 자세가 어울린다. 오래 홀딩하는 자세를 할 때는 수강생들이 더 많은 선택권을 가질 수 있도록 여러 옵션을 제공하라. 또, 어떤 수업에서는 큐잉을 제공하지 않음으로써 수강생이 스스로 자유롭게 수련할 수 있도록 해보라. 창의적인 정렬의 와일드씽 자세(카마트카라아사나, Camatkarasana)도 재미날 수 있다.

주제를 한 문장으로 표현한다면
너의 영혼이 거침없이 흐를 수 있게 하라.

수업에서 활용할 수 있는 단계별 표현

✳ **오프닝**

우리는 모두 이 모든 요소(바타, 피타, 카파)를 가지고 있습니다. 오늘 수련에서는 창의성과 유동성을 가지고 움직여보겠습니다. 자세를 정확하게 취해야 한다는 생각 대신, 직관을 믿고 움직여보세요. 호기심과 기쁨, 자유로운 영혼을 발판 삼아 움직여보겠습니다.

✳ **동작 중**

이 자세를 재미나게 변형해보세요. 팔을 흔들어볼 수도 있고, 가슴을 더 들어볼 수도 있고, 다리를 쓸어서 바깥으로 당길 수도 있습니다. 가능하다면, 눈을 감거나 눈을 내리깔아서 보지 않고 창의적인 자세를 더해보세요. 여러분 내면에 있는 창의적인 자신과 연결되어 보세요.

✳ **휴식 중**

휴식을 취하는 지금도, 이 자세를 독특하게 표현할 수 있는 방법을 찾아보세요.

✳ **클로징**

여러분이 자유롭게 만들어낸 이 형태가 얼마나 재미나는지 보고 마음껏 즐겨보세요. 여러분의 창의성에는 다시금 불이 붙었고, 존재로서의 가벼움이 다시금 살아났습니다. 이제 이완하세요. 이 수련이 끝난 뒤에도 바타의 공기와 자유로움을 가지고 다시 현실로 복귀해봅시다.

더 나아가기

도샤 유형과 고대 의학 체계인 아유르베다가 어떻게 요가와 상호작용하는지 본격적으로 알아보고 싶다면 데이비드 프라울리 *David Frawley*의 《요가와 아유르베다 *Yoga and Ayurveda*》를 추천한다. 도샤 유형 전반에 대해서나, 본인의 도샤 유형에 대해 궁금한 수강생들은 온라인에 도샤 유형 퀴즈가 많이 공개되어 있으니 참고해도 좋다.

28
도샤(2): 피타

주제에 대한 간략한 설명과 주제 선정 이유

피타는 불의 요소가 가득한 불과 같은 특성으로 리더십, 결단력, 직설적임, 복원력과 관련 있는 도샤 유형이다. 피타의 균형이 무너지는 경우, 불길이 제어되지 않는 것과 같은 시기나 분노로 이어질 수 있다. 하지만 피타의 균형이 잘 잡힌 경우, 강인함, 정확함, 지능, 집중으로 이어질 수 있다. 오늘날처럼 혼란하고 변화하는 세상 속에서 동요되지 않고, 자기 자신에게 진실하며, 집중을 유지하는 것이 중요함을 수강생들에게 다시 일깨워주는 것도 좋다.

주제와 관련된 찬트/노래/만트라/인용구/시

- 노래: <Burn It in the Fire(불에 태워버려라)> -웨이드 임레 모리셋*Wade Imre Morissette*
- 인용구: "현자는 좋건 나쁘건 결과에 연연하지 않으며, 행동 그 자체에만 집중한다. 요가는 행동의 기술이다." -《바가바드 기타》, 스티븐 미첼 번역판

주제와 어울리는 자세

피타 도샤 수련에는 열을 내는 자세와 활동적인 빈야사*vinyasa*를 포함하는 것이 좋다. 열과 집중력을 요하는 자세도 좋다. 엘보 플랭크*Elbow Plank*, 포어암 밸런스*Forearm Balance*(핀차 마유라아사나, Pincha Mayurasana), 까마귀 자세(카카아사나)도 좋다.

주제를 한 문장으로 표현한다면

자신만의 불을 찾아라.

수업에서 활용할 수 있는 단계별 표현

✳ **오프닝**

오늘은 피타로 시작해볼 거예요. 정렬에는 간결함을 더하고, 형태에는 단호함을 더해보겠습니다. 오늘은 내면의 불을 지필 수 있도록 투지와 집중력을 가지고 움직여보세요.

✳ **동작 중**

이 자세가 물리적으로 얼마나 힘든지 인지하고, 바로 이곳에 온전히 존재할 수 있도록 정신적으로, 심적으로 굳게 다짐해보세요. 완전하게 노력을 기울여봅시다.

✳ **휴식 중**

내면의 불을 지피고 집중을 유지한다는 것이 휴식 없이 진행한다는 의미는 아닙니다. 여러분이 원하는 에너지와 결단력을 갖추기 위해서는 의도적으로 자기 자신을 돌보고, 쇄신할 수 있는 공간을 만들고, 자신에게 휴식을 선사해야 합니다.

✳ **클로징**

지금 이 순간에 가장 완전히 머무르세요. 여러분의 역량이 다시 차오른 지금, 휴식을 취하며 몸의 모든 부분이 에너지와 생동감으로 전율하게 둬보세요.

더 나아가기

불처럼 뜨거운 수련이니만큼, 휴식 시간을 더 길게 쓰거나 사바아사나 때 에센셜 오일을 발라주는 등 고급스러운 서비스를 제공하면서 휴식과 수련의 균형을 맞추도록 하자.

29
도샤(3): 카파

주제에 대한 간략한 설명과 주제 선정 이유

카파 도샤는 흙의 요소와 맞닿아 있다. 카파 도샤는 안정성, 유지력, 집과 연관된다. 휴식과 편안함의 도샤이자 인내심, 지지, 의리의 도샤인 것이다. 카파 도샤의 균형이 무너지면 정적이고 고집 센 모습이 나타날 수 있지만, 균형을 유지한다면 가장 많은 안정성과 안전함을 제공해주는 도샤이기도 하다.

주제와 관련된 찬트/노래/만트라/인용구/시

- 노래: <Goin' Home(집으로)> -단 아우에르바흐 *Dan Auerbach*
- 노래: <You Can Always Come to Me(언제든 내게 와도 돼)> -그렉 브라운 *Greg Brown*

주제와 어울리는 자세

하반신에 힘을 가한 채로 오래 홀딩해야 하는 자세. 바닥에 닿는 부드러운 자세도 좋다. 여신 자세(웃카타 코나아사나, Utkata Konasana)나 스쿼트의 다양한 변형도 좋다.

주제를 한 문장으로 표현한다면

뿌리 내려라.

땅을 굳게 딛고 서라.

수업에서 활용할 수 있는 단계별 표현

✳ 오프닝

지금 여기 이 순간, 자신의 가장 깊은 내면과 연결될 수 있도록 호흡에 집중해보세요. 여러분의 몸이 바로 이곳에서 안정되고, 이완된 것을 느껴보시고, 이 수련을 하는 첫 단계에서부터 땅을 굳게 딛고 서보세요. 이렇게 뿌리내린 상태에서 움직임을 시작해봅니다.

✳ 동작 중

각자의 신체 부위가 어떻게 되어 있는지 집중하며 천천히 움직여보세요. 자세를 무겁게 가져가세요. 발이 땅에 연결되어 있는 느낌에 눈떠보세요. 땅을 밀어내며 움직이지만, 동시에 땅이 위로 솟아올라 여러분들과 맞닿고 여러분들을 지지하려는 모습을 살펴보세요.

✳ 휴식 중

오늘은 각자 호흡과 다시 연결되는 것을 느끼며 평소보다 조금 더 길게 휴식을 취해보겠습니다. 다시 몸을 움직이기 전, 우리 몸이 조금 더 온전히 이완될 수 있도록 해주세요. 지금 휴식을 취하는 이 자세가 기본 자세입니다. 수련을 끝나고 다시 이 자세로 돌아오겠습니다.

✳ 클로징

점점 더 몸이 무거워지는 것을 느껴보세요. 바닥과 소품들이 여러분들을 완전히 지지하고 있다는 것을 믿고 휴식을 취하세요.(이때 수강생들이 발가락 끝부터 머리끝까지 몸의 모든 부분을 이완하도록 하나하나 안내해주면 더 다정한 수업이 될 수 있다.)

더 나아가기

구나의 하나인 타마스에 대해서 부정적인 반응을 보일 수 있는 것처럼, 내면의 카파 요소를 거부하고 싶은 마음이 들 수 있다. 그러지 말라! 각 도샤는 중요하고 유용하다.

매트 위에서나 현실 세계에서 우리가 어떤 시도를 하고 있든지 그것을 성공시키기 위해서는 발을 굳게 딛고 서서 움직이는 것이 가장 중요하다. 본인이 어디에서 시작하고 어디로 도착하기를 원하는지 온전히 인지하고 있어야 한다.

30

코샤

주제에 대한 간략한 설명과 주제 선정 이유

몸의 에너지 층(이자 덮개)인 코샤*kosha*는 내면 중심의 불빛에 씌우는 전등 갓과도 같다. 밖에서부터 안의 순서로, 코샤는 신체적인 몸인 안나마야 코샤*annamaya kosha*, 호흡 또는 에너지와 관련된 몸인 프라나마야 코샤*pranamaya kosha*, 생각하는 몸인 마노마야 코샤*manomaya kosha*, 감정 또는 지혜의 몸인 비즈나나마야 코샤*vijnanamaya kosha*, 희열의 몸인 아난다마야 코샤*anandamaya kosha*로 구성된다. 각 층간의 조화가 이루어지면 우리는 빛이 난다. 마치 복잡하게 만들어진 전등갓들이 정교하게 정렬되어 그 안의 전등이 조화롭게 빛을 내는 것과 같다. 하지만 보통 (내면 중심의 불빛이) 한 개의 층 혹은 더 많은 층에 갇혀 충분한 빛을 내뿜지 못하는 경우가 많다.

주제와 관련된 찬트/노래/만트라/인용구/시

- 노래: <This Little Light of Mine(나의 작은 빛)> -샘 쿡*Sam Cooke*
- 인용구: "선해지려 노력하기 때문에 선해지는 것이 아니다. 이미 내면에 있는 선함을 찾고, 그 선함이 여러분 밖으로 나오도록 두면 선해질 수 있다." -에크하르트 톨레*Eckhart Tolle*
- 인용구: "결국에는 여러분의 팔다리가 4개이건 3개이건, 여러분이 뚱뚱하건, 키가 작건, 크건, 여자건, 남자건, 그 사이에 속하건 상관이 없다. 그 무엇도 상관이 없는 것이다. 결국 중요한 것은 우리 모두가 사람이고, 함께 숨을 쉬려 노력한다는 것이다." -제사민 스탠리*Jessamyn Stanley*

주제와 어울리는 자세

모든 자세가 가능하다! 수강생들이 각 자세에서 신체적인 몸뿐 아니라 호흡, 생각, 느낌, 내면의 빛 모두에서 완전한 경험을 하도록 안내하라.

주제를 한 문장으로 표현한다면

정렬을 통해 빛을 내뿜어라.

수업에서 활용할 수 있는 단계별 표현

※ 오프닝

우리는 요가가 단순한 동작 그 이상이라는 것을 알고 있습니다. 몸이 취하는 모양새의 내면에는 호흡, 마음, 가슴이 하는 경험도 있죠. 이 모든 것이 잘 정렬이 되고, 여러분들이 각 층에서의 경험을 인지하며 그 순간 존재한다면, 매 자세는 영혼을 빛나게 해주는 경험이 될 수 있습니다. 오늘 이것이 가능한지 한번 살펴보죠. 먼저 각각의 층, 즉 코샤에 집중해보면서 시작해보겠습니다.

※ 동작 중

여러분의 인식이 어디에 있는지 살펴보세요. 가장 바깥의, 신체적인 몸에만 집중하고 있나요? 호흡과도 연결될 수 있나요? 몸을 움직이면서 머리와 가슴에서 일어나는 경험도 함께 인지하고 있나요? 희열의 빛이 뿜어져나갈 수 있게 두세요.

※ 휴식 중

여러분 내면의 층들을 다시 한번 살펴보세요. 이 휴식을 통해 각 층이 정렬을 맞출 수 있었나요?

※ **클로징**

지금 느낀 자기 자신에 대한 자각과 정렬에 대한 감각을 요가 매트 밖 현실 세계로도 가져가보세요.

더 나아가기

가이드가 있는 명상 중 하나인 요가 니드라*Yoga nidra*는 코샤의 각 층을 따라 체계적으로 이동한다. 이토록 다정한 수련을 조금 더 자세히 알고 싶다면, 리처드 밀러*Richard Miller*의 작품이나 스와미 싸띠아난다 사라스와띠 *Swami Satyananda Saraswati*의 책 《Yoga Nidra 요가 니드라》를 참고하라.

31
차크라

주제에 대한 간략한 설명과 주제 선정 이유

각 차크라chakra는 그 자체로 주제를 싹틔울 수 있다. 그 점에서 착안해 파트 3에 있는 주제 템플릿 기록을 시작해볼 수도 있겠다. 하나로 합쳐진 차크라들은 자신의 몸을 자각할 수 있는 내면의 로드맵 역할을 한다. 모든 차크라가 일렬로 정렬되고 조정되면 에너지는 자유롭게 흐를 수 있다. 비유적이긴 하지만 차크라는 현대 사회에서의 마음의 질병을 치유하는 데도 유용하다.

주제와 관련된 찬트/노래/만트라/인용구/시

- 만트라: 차크라 만트라(람Lam, 밤Vam, 람Ram, 얌Yam, 함Ham, 옴Om, 소리를 공명시킨 뒤 침묵할 것)
- 인용구: "강인함, 사랑, 용기, 사랑, 친절함, 사랑, 결국 이것만이 중요하다. 악은 늘 존재해왔고, 존재할 것이다. 하지만 선은 늘 존재했었고, 지금도 존재한다." -마야 안젤루Dr. Maya Angelou

주제와 어울리는 자세

차크라를 그에 맞는 자세와 함께 연결해보라. 뿌리 차크라(물라다라 차크라, Muladhara Chakra)와는 화환 자세(말라아사나, Malasana)나 편하게 앉은 자세가 어울리며, 가슴 차크라(아나하타 차크라, Anahata Chakra)와는 낙타 자세(우스트라아사나)처럼 가슴을 여는 자세가 어울린다. 크라운 차크라(사하스라라 차크라, Sahasrara Chakra)와는 머리서기(사람바 시르사아사나, Salamba Sirsasana)가 어울린다.

주제를 한 문장으로 표현한다면

에너지가 자유롭게 흐르도록 두라.

수업에서 활용할 수 있는 단계별 표현

✳ 오프닝

《아유르베다》에서는 우리 몸에 7개의 에너지 센터인 차크라가 있다고 봅니다. 오늘 수련에서는 각 차크라를 찬찬히 살펴보고, 각 차크라에 맞는 자세를 진행해보면서 에너지가 자유롭게 흐를 수 있도록 의도적으로 몸을 움직여보겠습니다.

✳ 동작 중

에너지가 여러분의 뿌리 부분에서 머리까지 흐른다고 생각해보세요. 깊게 호흡하면서 그 어떤 방해도, 강요도 하지 않아봅니다.

✳ 휴식 중

휴식을 취하며 우리는 다시 에너지를 얻습니다. 몸이 가만히 멈추어 있는 동안, 자신의 에너지 흐름에 주파수를 맞추어보세요.

✳ 클로징

차크라를 자각하는 과정을 통해 자기 자신을 발견하는 여정을 시작하게 될 수 있습니다. 차크라에 대해 배운 점을 통해 자기 자신을 탐구하고 개인적인 성장을 하는 것에 관심을 가지기 시작해보세요. 차크라는 여러분이 자기 자신을 더욱 깊이 이해할 수 있게 하는 또 다른 길입니다.

더 나아가기,

(각각의 차크라를 다루는 대신) 차크라를 전반적으로 다루는 수업은 수강생들에게 이 개념을 소개하는 시간이 될 수 있다. 한 번에 모든 것을 깊게 다루어야 한다는 생각을 버리라. 한 수업에서는 차크라의 개념을 다루고, 그다음 수업들에서 각각의 차크라를 다룰 수도 있다. 아노데아 주디스*Anodea Judith*의 《동양의 몸, 서양의 정신*Eastern Body, Western Mind*》은 차크라를 논의하고, 차크라와 현대 심리학과의 관계를 살펴보기에 좋은 책이다.

11 의미 있는 인용구 활용하기

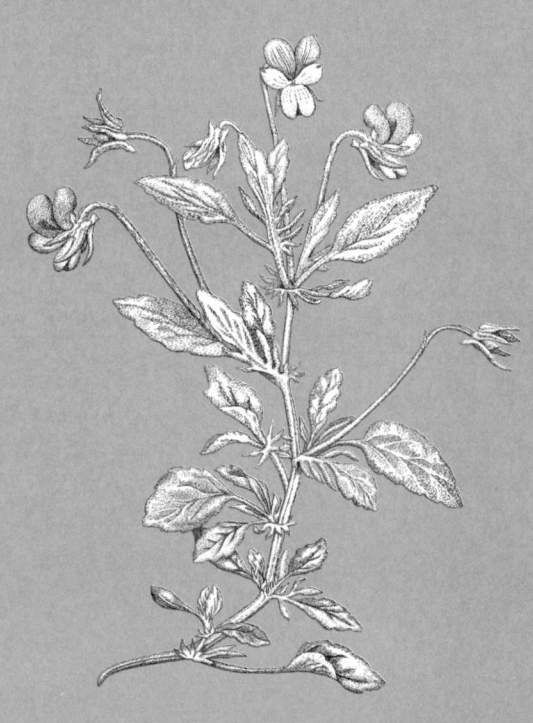

32
빅터 프랭클의 말

"자극과 반응 사이에는 공간이 있다. 우리는 이 공간 속에서 반응을 선택할 힘을 가진다. 우리의 반응에 따라 우리의 성장과 자유로움이 좌우된다."

-빅터 프랭클*Victor Frankl*

주제에 대한 간략한 설명과 주제 선정 이유

우리가 요가와 명상을 하는 이유는 상당 부분 자극과 반응 간의 공간을 넓히기 위함이다. 인간으로서 우리가 바람에 휘날리는 비닐봉지보다는 계절의 변화를 견딜 수 있는 나무와 같도록 다듬기 위함이다. 변화하고, 변화되되, 안정적인 모습을 유지할 수 있도록 말이다. 빅터 프랭클이 남긴 말은 바로 이 점을 짚어내며, 이미 우리 내면에 공간이 존재한다는 점을 상기시켜준다. 요가는 이 공간에 우리가 현존할 수 있는 힘을 주며, 이를 통해 더없이 행복한 삶이 가능하다는 점을 이해하게 도와준다.

주제와 관련된 찬트/노래/만트라/인용구/시

- 노래: <Freedom!'90(자유!'90)> -조지 마이클*George Michael*
- 연주곡: <Clair de Lune(달빛)> -클로드 드뷔시*Claude Debussy*
- 시: <우리 모두의 어머니*Mother of Us All*> -스티븐 레빈*Stephen Levine*

주제와 어울리는 자세

이 주제를 논의하고, 수강생들이 경험해볼 수 있도록 수업이 마무리될 무렵에 앉은 자세의 명상을 진행하는 것이 좋다.

주제를 한 문장으로 표현한다면

세상사와 자신의 반응 간의 공간을 찾아라.

공간을 찾아라.

수업에서 활용할 수 있는 단계별 표현

✳ **오프닝**

몸을 차분히 합니다. 여러분 내면에 공간이 있다는 것은 알았지만, 바쁘게 세상을 살아가다 보니 그 공간에 들어갈 여유가 없었을 거예요. 이 공간을 인지하고, 그 안으로 들어갑니다. 깊게 호흡하고, 내면의 자기 자신에게 인사합니다. 속세에서 어떤 일이 벌어지건, 이 내면은 변하지 않습니다. 몸을 움직이면서도 이 공간으로 돌아오도록 하세요.

✳ **동작 중**

어떻게 요가 동작을 통해 선택할 수 있는 반응의 폭이 더 넓어지게 되는 것일까요? 여러분은 요가의 모든 동작, 자세, 호흡을 통해 자기 자신을 더 잘 알게 되고, 자기 자신과 더 연결되게 됩니다. 이를 통해 여러분 내면의 비밀스럽고 조용한 공간에 접근할 수 있는 능력이 한층 깊어지는 것이지요.

✳ **휴식 중**

자신의 가장 깊은 내면으로 돌아오세요. 호흡하며 자신의 내면과 연결되어 봅니다.

✳ **클로징**

이제 이 공간을 나서지만, 자기 자신 속 깊은 내면과 더욱 연결되겠다 약속

하세요. 자기 자신의 가장 깊은 부분으로 돌아올 때 분명한 행복의 길이 생겨난다는 점을 기억하며, 매일, 매주 이 공간으로 돌아오세요.

더 나아가기

빅터 프랭클의 《죽음의 수용소에서》도 의미 있는 책이다. 이 책을 통해 더 많은 주제에 대한 영감을 받을 수 있을 것이다.

33
칼릴 지브란의 말

"사물이 어떻게 보이느냐는 우리의 감정에 따라 달라진다. 그렇기에 무언가 마법과도 같고 아름답다면, 실은 우리 내면의 마법과도 같고 아름다운 모습을 보는 것이다."

-칼릴 지브란 *Kahlil Gibran*

주제에 대한 간략한 설명과 주제 선정 이유

지브란의 말은 외부 세계와 내면의 세계가 늘 같지는 않다는 것을 일깨워준다. 만약 이 세상에서 마법과도 같고 아름다운 모습을 본다면, 그것은 우리가 세상을 보는 감정적인 렌즈가 그렇기 때문이다. 우리는 우리만의 의미, 마법, 아름다움을 만들어낼 수 있지만, 먼저 우리 내면에 그러한 힘이 있다는 점을 믿어야 한다.

주제와 관련된 찬트/노래/만트라/인용구/시

- 노래: <Follow the Sun(태양을 따라가라)> -자비에 루드 *Xavier Rudd*
- 노래: <Cherokee Morning Song(체로키족 아침 노래)> -로비 로버트슨 *Robbie Robertson*
- 인용구: "요가는 요동치는 마음을 잠재운다(Yogas chitta vritti nirodha)." -《요가 수트라》 1.2

주제와 어울리는 자세

평소에 큐잉을 하지 않는 자세에 대해 큐잉을 해보라. 평소 가르치는 루틴한 자세 대신, 수강생들이 요가에 대해 새로운 관점을 가질 수 있도록 새롭고 신비로운 자세를 시도해보라.

주제를 한 문장으로 표현한다면
당신은 자신만의 마법을 만들어낼 수 있다.

수업에서 활용할 수 있는 단계별 표현

✳ **오프닝**

감정 상태에 따라 세상을 경험하는 방식이 바뀌곤 합니다. 행복할 땐 세상이 더욱 밝아 보이죠. 좋은 점을 보게 됩니다. 어려운 일이 있을 땐 그 감정이 반영되어 세상을 바라보게 됩니다. 어두운 점을 포착하게 되죠. 스스로 오늘 기분을 인정해보세요. 요가 매트에 어떤 감정으로 올라섰나요? 지금 어떤 기분, 어떤 에너지인가요? 어떤 기대를 하고 있나요? 여러분의 감정 상태가 요가에는 어떤 영향을 미치나요?

✳ **동작 중**

이 자세를 통해 어떤 경험을 하건, 각 경험은 모두 의미가 있습니다. 하지만 여러분의 경험은 당장 발생하는 사건들 이외에 수많은 것들에 의해 좌우됩니다. 여러분의 어린 시절, 아침 식사 메뉴, 이 수업 직전에 나눴던 대화 등에 의해 이 자세를 경험하는 태도가 변화하는 것이죠. 이 점을 이해하고, 오늘 이 자세에서 경험하는 바를 받아들이세요. 내일이면 또 다른 경험을 하게 될 것입니다.

✳ **휴식 중**

마음 상태는 경험을 좌우합니다. 기쁜 경험이 될 수도, 고통스러운 경험이 될 수도 있죠. 여러분의 마음 상태는 현실과 현실을 바라보는 여러분의 관점 사이의 막이라고 볼 수 있습니다.

✸ 클로징

요가 매트에서 내려오며, 감정이 오르락내리락할 수 있고, 세상에 대한 감정이 바뀔 수 있다는 것에 대해서도 인내심을 더 가져보세요. 여러분의 감정이 바뀌면서, 여러분의 관점도 함께 바뀌게 됩니다. 하지만 세상의 신비함과 아름다움은 항상 그 자리에 있으며, 여러분들이 봐주기를 기다리고 있습니다.

더 나아가기

다른 사람들에게서 마음에 들지 않는 부분이 사실은 자기 자신에게서 마음에 들지 않는 부분이라는 이야기를 들어본 적 있는가? 이 인용구는 동일한 개념을 긍정적으로 조명한다.

34
리처드 바크의 말

"자신에게 한계가 있다고 말하라. 그럼 그 한계는 본인의 것이 될 테니."

-리처드 바크 *Richard Bach*

주제에 대한 간략한 설명과 주제 선정 이유

어떤 일들은 단지 우리가 그렇다고 믿기 때문에 사실이 되곤 한다. 스스로 "나는 아치 자세가 안 돼."라고 말하면 그 자세를 할 수 없게 된다. 물론 어떤 한계는 실재하기도 한다. 요가 아사나의 해부학적인 특성 때문에 한계가 생기기도 하는 것이다. 하지만 대부분은 그렇지 않다. 이번 주제는 우리가 할 수 있다고 믿는 것만 할 수 있다는 점을 일깨워준다.

주제와 관련된 찬트/노래/만트라/인용구/시

- 노래: <Faith(믿음)> - 스티비 원더 *Stevie Wonder* 연주
- 노래: <Volunteers(자원봉사자)> - 메가폰 *Megafaun*
- 인용구: "모든 것에는 한계가 있다. 생각도 마찬가지이다. 한계를 두려워해서는 안 되지만, 동시에 한계를 부수는 것도 두려워해서는 안 된다. 자유로워지고 싶다면 이 점이 가장 중요하다. 한계를 존중하되, 한계에 분노해야 한다." -무라카미 하루키의 《색채가 없는 다자키 쓰쿠루와 그가 순례를 떠난 해》 중에서

주제와 어울리는 자세

어떤 자세이건 어느 정도 용기가 필요한 자세라면 괜찮다. 수업 난이도나 수준에 따라, 까마귀 자세(카카아사나)처럼 암 밸런스 *arm balance* 자세일 수도,

역자세일 수도, 혹은 전사 자세 III(비라바드라아사나 III)과 같은 자세일 수도 있다. 여러분의 수강생들이 감당할 수 있을 것 같은 도전과제를 선택하고, 자세를 (꼭 완성하지 않더라도) 시도해보려는 의지만으로도 성공이라는 점을 강조하라.

주제를 한 문장으로 표현한다면
여러분의 한계는 스스로 부과한 것인가?

수업에서 활용할 수 있는 단계별 표현

✳ **오프닝**

오늘은 두렵고, 새롭고, 익숙하지 않을 수 있는 자세를 시도해볼 것입니다. 그 자체로 의미가 있기 때문입니다! 천천히 시작해서, 안전하게 자세를 잡은 뒤, 여러 변형을 가할 것입니다. 하지만 중요한 것은 믿음을 가지고 자세를 취하는 것입니다. 호흡하고 플로우를 할 때, 자신의 역량을 존중하도록 하세요. 억지로 해야 하는 자세도 없고, 자세를 완전히 한다고 하더라도 얻는 것은 없습니다. 하지만 최소한 자세를 시도해보는 노력을 통해, 여러분은 하고자 하는 모든 것들을 할 수 있는 활기찬 존재라는 점을 깨우치게 될 것입니다. 노력 자체가 성공인 것입니다.

✳ **동작 중**

이제 자세로 이동해보겠습니다. 여러분은 안전하게 탐구를 할 수 있는 도구를 쥐고 있습니다. 시도하는 행위를 통해 배울 수 있는 것도 매우 많죠.
이 자세에서 여러분을 가로막는 것은 무엇인가요? 부상에 대한 두려움? 대신 [OO 자세(변형 자세 혹은 대안 자세)]를 한 다음, 그 자세를 성공시킬 수 있나요? 혹은 준비 자세 정도까지만이라도 시도해보세요.

(평소 쓰는 큐잉과는 다른 큐잉을 활용해서 수강생들이 어려운 자세를 시도하도록 해보라. 혹은 자세의 이름을 언급하지 않아보라. 그저 큐잉을 통해서만 알려주는 것이다.)

✳ **휴식 중**

이제 [OO 자세]를 시도한 뒤, 여기서 휴식을 취하겠습니다. 이제 여러분은 아까 전의 여러분과 같은 사람이지만, 동시에 본인은 새로운 것을 시도할 의지가 있는 사람이라는 것을 새로이 인지하게 되었습니다. 조금 더 노력을 기울인다면, 필요 없는 과거의 한계에 대해 개방적인 태도를 더 많이 취하게 될 것입니다. 휴식을 통해 어려움에 대해 균형을 찾게 되는 것입니다.

✳ **클로징**

성공을 떠올리며 앉아보세요. 자신의 역량을 떠올리며 앉는 것입니다. 여러분이 할 수 있는 모든 것에 완전히 마음을 연 상태로 앉아보세요.

더 나아가기

특정 아사나 도중에 수강생들이 자신을 돌보고 싶거나, 부상이 우려되어서 자세를 그만두는 것도 당연히 가능하다는 점을 강조하라. 그런 점에서 이 주제의 수업에서는 정교한 노력이 요구된다. 수강생들이 스스로 생각하는 한계를 극복하도록 권고하되, 실질적인 한계는 존중하도록 해야 한다.

35
아이리스 머독의 말

"사랑이란 자기 외의 무엇인가가 실재한다는 매우 어려운 깨달음이다."

-아이리스 머독 *Iris Murdoch*

주제에 대한 간략한 설명과 주제 선정 이유

이 아름다운 인용구는 다른 사람을 사랑하는 것의 진리를 일깨워준다. 진실한 사랑은 에고를 뛰어넘는다는 것이다. 에고를 뛰어넘기란 상당히 어려운데 말이다. 누군가를 온전히 사랑한다는 것은 진정한 감정을 인지하고, 경험을 연민한다는 것을 의미한다. 우리가 가장 사랑하는 사람들에 대한 사랑은 끝이 없다고 생각할 수 있겠지만, 이와 같은 진실한 사랑의 순간은 종종 휘발되곤 한다. 누군가를 진정으로 봄으로써 그를 사랑할 수 있다 해도 그와 같이 진정으로 보는 순간이 얼마나 잦은가?

주제와 관련된 찬트/노래/만트라/인용구/시

- 노래: <Sea of Love(사랑의 바다)> -캣 파워 *Cat Power*
- 인용구: "사랑은 우리 내면에 계속해서 차오르는 것이다. 더 많이 줄수록, 더 많이 줄 수 있는 마음이 생긴다." -프레드 로저스 *Fred Rogers*
- 인용구: "평등이란 이 우주에서 당신 이외에 그 어떤 것도, 그 어떤 사람도 중요하지 않다는 것을 이해하는 것이다. 동시에 그 어떤 것도, 그 어떤 사람도 당신보다 덜 중요하지 않다." -게리 주커브 *Gary Zukav*

주제와 어울리는 자세

가슴을 여는, 항복하는 자세. 아기 자세(발라아사나).

주제를 한 문장으로 표현한다면

완전하게 볼 수 있어야 진정으로 사랑할 수 있다.

수업에서 활용할 수 있는 단계별 표현

✳ **오프닝**

이 인용구는 진정한 사랑의 어려움을 일깨워줍니다. 사랑이란 다른 사람의 존재에 완전히 다가가는 것을 의미합니다. 여러분이 개인적으로 경험하는 바를 다른 사람 또한 풍성하고 방대하게 경험한다는 점을 인지하는 것이죠.

✳ **동작 중**

사랑을 담아, 열린 마음으로 움직여보세요. 완전히 보겠다는 의지를 가지고 움직이세요.

✳ **휴식 중**

사랑의 중심에는 연민이 있습니다. 휴식을 취하면서 먼저 스스로에 대한 연민으로 시작해보세요. 지금 이 시간을 여러분의 몸을 돌보며, 리셋할 수 있는 시간으로 삼으세요. 자신에게도 연민의 손길을 뻗쳐야 다른 이들을 연민할 수 있습니다.

✳ **클로징**

이제 휴식을 취하면서, 여러분 마음의 눈으로 보는 가장 신성하고 사랑하는 존재를 떠올려보세요. 사랑하는 사람에 대한 경험을 완전히 느끼며, 그들에게 사랑과 감사를 발산하며 앉아봅니다.

더 나아가기

이 주제에 자애명상*loving-kindness meditation*을 더하면 좋다.

36
노라 에프론의 말

"무엇보다, 자기 인생의 피해자가 아닌 주인공이 되어라."

-노라 에프론 *Vora Ephron*

주제에 대한 간략한 설명과 주제 선정 이유

에프론의 말은 피해의식도 선택이라는 생각을 하게 한다. 우리가 스스로의 내러티브를 그와 같이 만든 것이다. 물론, 실제로 피해자가 될 수도 있으며, 종종 본인의 통제를 벗어난 상황 때문에 피해자가 될 수 있다. 모든 종류의 억압이 동등한 것은 아니며, 시스템 차원의 문화적인 억압마저도 가벼이 여겨야 한다고 이야기하는 것은 아니다. 하지만 누구나 언젠가는 피해자가 된다. 당신에게만 벌어지는 상황이 아닌 것이다. 유쾌하거나 편안하거나 안전한 기분이 들지는 않겠지만, 피해자로만 자기 자신을 정의할 필요는 없다. "무엇보다, 자기 인생의 피해자가 아니라 주인공이 되어라."라는 말은 인생에서 통제를 벗어나는 사건 같은 여러 상황이나, 가족, 돈, 건강, 배경의 문제가 있더라도 '본인이 선택하는 관점'이 자기 자신의 내러티브에 중요한 역할을 한다는 것을 일깨워준다. 본인의 관점, 본인의 선택이야말로 본인이 자기 인생의 서사에서 피해자가 될 것인지 영웅이 될 것인지를 좌우하게 된다.

주제와 관련된 찬트/노래/만트라/인용구/시

- 노래: <Strength, Courage and Wisdom(강인함, 용기, 지혜)> -인디아 아리 *India Arie*
- 인용구: 희생자는 없다. 그저 봉사자들만 있을 뿐.(No victims, just volunteers.)

- 인용구: "장군은 전투에서 이기기 위해 지형과 적을 공부하고, 대응책을 계획한다. 이와 유사하게, 요기는 자기 자신을 정복하기 위한 계획을 세운다." -B.K.S. 아헹가의 《요가 디피카: 육체의 한계를 넘어》중에서

주제와 어울리는 자세

영웅 자세(비라아사나, Virasana)! 혹은 코어를 쓰는 자세, 집중력과 안정성이 요구되는 자세는 모두 좋다. 플랭크, 암 밸런스 자세, 역자세도 모두 좋다.

주제를 한 문장으로 표현한다면

자기 인생의 주인공이 되어라.

자신을 구원하라.

수업에서 활용할 수 있는 단계별 표현

✳ 오프닝

요가는 여러분의 번뇌하고 불안한 마음이 고통을 야기한다는 점을 알려줍니다. 여러분의 마음을 잠재우고 평화를 찾을 방법이 있습니다. 요가에 꾸준히 정진하는 것입니다. 오늘은 마음을 잠재우고 평화를 가꾸어보겠다는 마음으로 수련을 시작해보겠습니다.

✳ 동작 중

어두움이나 무거움 속에서도 여러분은 선함과 평화로움을 강력하게 보듬을 수 있는 선택권이 있다는 점을 인지하며 움직이세요. 여러분은 오늘 이 수련과 여러분의 인생을 정의할 수 있습니다. 선택권이 있다는 점에서 힘을 느껴보세요. 희망과 평화를 바탕으로 자기 자신의 내러티브를 만들어보세요.

✳ 휴식 중

여러분의 인생에서 어떤 상황이 벌어지더라도 피해자가 되기를 거부하겠다는 마음은 물질적인 변화만을 의미하는 것은 아닙니다. 관점의 미묘한 변화(와 물론 그로 인한 물질적인 변화도 있겠지만요!)를 의미하기도 하는 것이죠. 지금 이곳에서 휴식을 취하며, 여러분 스스로 강인해지고 평화로워지겠다는 마음을 담아 움직여보겠습니다.

✳ 클로징

여러분은 내면에서 밀고 당기는 힘의 피해자가 될 수도, 혹은 스스로 다른 길을 선택할 수도 있습니다. 요가는 여러분 고통의 근원이 여러분의 마음에 있다는 것을 알려줍니다. 그 말인즉, 반대로 만족과 평화의 길도 여러분의 내면에 있는 것이죠. 모두 '여러분'에게 달린 것입니다. 여러분이 고통을 겪건 평화를 찾건, 모두 여러분이 선택하기 나름입니다. 여러분 마음의 바깥에서 어떤 일이 일어나건, 여러분은 여러분의 마음과 관점을 다스릴 수 있습니다. 그만큼 자기 자신에게 힘을 불어넣어주는 생각이 어디 있겠습니까?

더 나아가기

영웅의 여정을 조금 더 자세히 알고 싶다면, 《바가바드 기타》나 스티븐 코프_Stephen Cope_의 아름다운 책인 《요가와 진정한 자기 자신을 찾기 위한 여정_Yoga and the Quest for the True Self_》을 읽어보라.

37
윈스턴 처칠의 말

"앉을 수 있을 때 서지 말고, 누울 수 있을 때 앉지 말라."

-윈스턴 처칠 *Winston Churchill*

주제에 대한 간략한 설명과 주제 선정 이유

처칠은 본인의 성공이 '최소한의 노력' 덕분에 가능했다고 말한 것으로 알려진다. 서 있기보다는 앉고, 가능하면 누워 있었다는 것이다. 노력을 쏟음으로써 성과를 내고자 하는 수강생들이라면 이와 같은 여유로운 태도를 어려워할 수도 있으며, 동시에 깨달음을 얻은 느낌일 수도 있다.

주제와 관련된 찬트/노래/만트라/인용구/시

- 찬트: <Om Shanti(옴 샨티)> -다프네 체 *Daphne Tse*
- 인용구: 더 적게 하라.(Do less.)
- 시: <갈망 *Not Without Longing*> -카렌 벤케 *Karen Benke*

주제와 어울리는 자세

더욱 깊이 이완할 수 있게 다양한 방식으로 중력을 이용하는 자세를 큐잉하라. 예를 들어 독수리 자세(가루다아사나, Garudasana)에서 시작해서 이후 누운 독수리 비틀기 자세(숩타 파리브르타 가루다아사나, Supta Parivrtta Garudasana)로 이동하는 것이다. 혹은 여신 자세(웃카타 코나아사나)를 했다가 해피베이비 자세(아난다 발라아사나, Ananda Balasana)로 옮겨가라. 같은 자세라도 더 편안하게, 에너지를 덜 쓰면서 할 수 있다는 것을 보여주어라.

주제를 한 문장으로 표현한다면

노력을 아끼라.

더 적게 하라.

수업에서 활용할 수 있는 단계별 표현

✳ **오프닝**

오늘은 덜 노력하고 더 쉽게 움직여보겠습니다. 오늘은 원하는 자세를 취하기 위해 최소한의 노력만을 기울이겠다고 다짐해보세요. 억지로 밀어붙이고 과한 노력을 기울인다고 성공하는 것은 아닙니다.

✳ **동작 중**

어디서 노력을 줄여볼 수 있을까요? 어떻게 하면 노력을 덜 하면서 이 자세를 유지할 수 있을까요? 얼굴이나 손에 들어가는 힘을 조금 빼볼까요?

✳ **휴식 중**

이제 아까보다도 더 노력을 줄여보세요. 지금 이 휴식 자세에서는 더욱더 이완하고, 노력을 더욱 덜 기울이도록 해봅니다.

✳ **클로징**

사바아사나 자세에서는 내려놓는 법을 연습합니다. 내려놓기 위해서는 완전히 몰입하거나 100%의 에너지를 쓰는 것만큼이나 중요하고 진지한 연습이 필요합니다. 이제 사바아사나를 풀고 다시 에너지를 가하면서 현실 세계로 돌아가더라도, 지금 이 이완의 느낌을 잊지 말고 다시 돌아올 수 있도록 해보세요.

더 나아가기

이렇게 다시 한번 이완의 중요성을 깨닫게 된다. 많은 수강생이 노력하는 것을 쉽고 자연스레 느끼는 반면, 내려놓는 것은 어렵게 느끼곤 한다. 그렇기에 이 과정이 어려울 수 있음을 인정하라!

38
마사 그레이엄의 말

"당신의 행동을 통해서만 전달되는 생동감, 활력, 에너지, 속도감이 있다. 모든 시간대를 통틀어 당신은 당신 한 명 뿐이기에, 당신의 표현 역시도 고유하다. ... 그러니 채널을 열어두도록."

-마사 그레이엄 *Martha Graham*

주제에 대한 간략한 설명과 주제 선정 이유

천재 안무가인 마사 그레이엄은 개인의 고유함에 대해 이토록 지혜로운 명언을 남겼다. 이 인용구는 개인의 고유함과 특출함을 숨기지 말고, 이를 존중하고, 감탄하며, 무엇보다 표현해야 한다는 점을 상기한다. 많은 수강생의 경우, 요가를 하고 몸을 움직일 때 사과하지 않는 것이야말로 각자의 고유함을 인정하고 존중하는 첫 단계가 될 수 있다.

주제와 관련된 찬트/노래/만트라/인용구/시

- 노래: <Thank you(고마워)> -얼래니스 모리셋 *Alanis Morisette*
- 노래: <Show Up and Be Heard(나설 것. 목소리를 낼 것)> -와*Wah*!
- 만트라: 소 훔(So hum, "나 자신")
- 시: <간절히 바라는 것들*Desiderata*> -맥스 어만 *Max Ehrmann*

주제와 어울리는 자세

공간을 차지하는 자세들. 오각별 자세(웃티타 타다아사나)나 산 자세(타다아사나, Tadasana)도 좋다.

주제를 한 문장으로 표현한다면

당신은 당신 한 명뿐이다.

채널을 열어두도록.(Keep the channel open.)

수업에서 활용할 수 있는 단계별 표현

✳ 오프닝

요가는 의도적으로 몸을 움직이는 수련입니다. 오늘 수업에서 무엇을 하든지, 여러분 한 명 한 명이 자세를 대하는 태도가 모두 의미 있다는 점을 기억하세요. 여러분은 고유한 존재이며, 고유한 경험을 지녔고, 각 자세에 대해 각기 다른 표현을 한다는 점을 기억하세요.

✳ 동작 중

이 자세를 하는 여러분의 몸에 자부심을 가지세요. 여러분은 지금 그 누구도 표현하지 않았던, 여러분만의 방식으로 이 자세를 표현하고 있습니다.

✳ 휴식 중

동질성과 순응을 중시하는 이 세상에서, 어떻게 하면 자신만의 고유한 채널을 열어둘 수 있을까요? 바로 지금처럼 자기 자신과 더불어 보내면서, 나는 무엇을 원하는가? 나는 누구인가? 나는 이 세계를 어떻게 거닐고 있는가? 물어보는 것이 첫 단계입니다.

✳ 클로징

채널을 열어두세요. 여러분은 모두 고유한 존재입니다. 깊게 숨을 쉬세요. 채널을 열어둡니다.

더 나아가기

이번 명언은 모든 사람에게 특별한 점이 있다는 것을 상기시킨다. 여러 수업을 통해 다양한 자세를 진행하며 이 주제를 계속 다루어보아도 좋다. 그러면 수강생들은 각자 자기에게 강력하게 와닿는 자세를 발견하게 될지도 모른다.

39
메리 올리버의 말

"당신의 유일하고, 야생적이며, 소중한 삶을 어떻게 할 계획인가?"

-메리 올리버

주제에 대한 간략한 설명과 주제 선정 이유

이 인용구가 담긴 시(<여름날>)는 여름철 풀밭에서 휴식을 취하는 것이 시간 낭비가 아니라 오히려 시간을 아주 잘 쓰고 있는 것임을 상기시킨다. (사바아사나를 싫어하는 사람들에게도 도움이 되는 말이다!) 인생을 의미 있게 살아야 하는 것은 맞지만, 꼭 무엇인가를 해야만 의미 있는 삶이 되는 것은 아니다. 그저 이 세상의 아름다움과 신비로움을 놓치지 않는 것도 의미 있다. 그저 발견하고, 즐기고, 여름 낮 풀밭을 거니는 것도 야생적이고 소중한 여러분의 삶에 있어 완벽한 계획이다.

주제와 관련된 찬트/노래/만트라/인용구/시

- 노래: <Slow Dancing in a Burning Room(불타는 방에서 느린 춤을)> -존 메이어*John Mayer*
- 인용구: 더 적게 행동하고, 더 많이 가지라.(Do less, have more.)
- 시: <여름날> -메리 올리버

주제와 어울리는 자세

누워서 하는 비틀기 자세처럼 여유로운 자세에서 오래 홀딩하기

주제를 한 문장으로 표현한다면

지금을 즐기라.

수업에서 활용할 수 있는 단계별 표현

✳ 오프닝

여러분은 자신의 야생적이고 소중한 삶을 어떻게 일구어갈 계획인가요? 목록을 만들거나, 미래를 계획하라는 말이 아닙니다. 오히려 지금을 즐기고, 여러분 주변의 아름다움을 만끽하며, 해야 할 일들과 가능한 일들을 내버려두는 것을 의미합니다. 특히 외부 요인에 의한 것들은 더더욱 내려놓으세요. 온전히 존재하는 것만으로도 충분합니다.

✳ 동작 중

이 자세에서 행복한가요? 지금 여러분은 수련을 통해 야생적이고 소중한 인생을 살아내고 있습니다. 원하는 무엇이든 바꾸어보며 이 자세를 즐겁게 만들어보세요.

✳ 휴식 중

휴식을 하는 도중에도 많은 일이 일어나고 있습니다. 여러분을 충전시켜주는 이 고요함을 음미해보세요. 원한다면 남은 시간 동안 수련 대신 휴식을 취해도 좋습니다.

✳ 클로징

사바아사나 자세에서 해야 할 것은 아무것도 없습니다. 그저 고요함과 고독을 즐기면 됩니다. 여러분의 머릿속 작은 소리들이 조용해지는 것을 느껴보세요. 여러분이 있어야 할 곳은 바로 이곳입니다. 이 순간이 끝났으면 좋겠다고 생각하지 마세요. 아무것도 하지 않는 것처럼 보이는 가운데 많은 것이 일어나고 있답니다.

더 나아가기

메리 올리버는 끊임없는 영감을 준다. 메리 올리버의 시를 깊이 음미하는 것도 좋다.

12 단순하지만 공감할 수 있는 아이디어

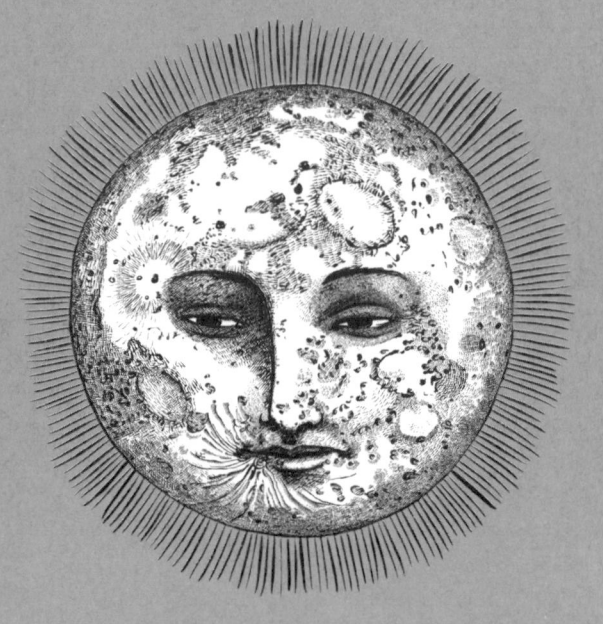

40
예상하지 못한 즐거움

주제에 대한 간략한 설명과 주제 선정 이유

예상치 못한 즐거움은 두 배로 즐겁다. 이를 찾고자 눈을 크게 뜨다 보면 어디서든 찾을 수 있다. 어떤 이미지나, 문구, 손길에서도 기쁨을 찾을 수 있을 것이다. 네잎클로버나 하트 모양의 바위를 찾을 수도 있고, 언어유희나 마음이 담긴 칭찬을 통해 기쁨을 느낄 수도 있다. 아니면 하이파이브나 주먹 인사, 혹은 어깨를 쓰다듬는 손길에서 행복감을 느낄 수도 있다. 일상에서 예상치 못한 즐거움을 찾아가다 보면, 요가를 하면서도 새로운 부분에서 멋진 즐거움을 느낄 수도 있을 것이다. 정렬을 약간 바꾸었을 뿐인데 크게 느껴진다거나, 어떤 호흡은 특히 달게 느껴질 수도 있을 것이다.

주제와 관련된 찬트/노래/만트라/인용구/시

- 연주곡: <환희의 송가> -루트비히 베토벤
- 인용구: "우리가 세상의 슬픔을 치유할 수는 없지만, 기쁨 속에 살아가기를 선택할 수는 있다." -조셉 캠벨 *Joseph Campbell*
- 시: <오렌지 *The Orange*> -웬디 코프 *Wendy Cope*

주제와 어울리는 자세

팔을 옆으로 넓게 쭉 펴고, 시선이 위로 향하는 전사 자세 I(비라바드라아사나 I)처럼 팔을 넓게 쓰는 선 자세는 모두 좋다. 호흡 수련을 할 때는 기쁨의 호흡 *Breath of Joy*, 사자 호흡, 혹은 입을 열고 한숨을 쉬기처럼 즐거움을 주면서 긴장을 풀어줄 수 있는 큐잉을 제공하는 것이 좋다.

주제를 한 문장으로 표현한다면

예상치 못한 기쁨을 찾아보라.

수업에서 활용할 수 있는 단계별 표현

✳ **오프닝**

요가를 오랫동안 수련해왔다면 요가가 반복적으로 느껴지고, 지나치게 익숙하게 느껴질 수 있습니다. 오늘은 예상치 못한 즐거움을 느낄 수 있도록 새로운 부분을 찾아볼까요?

혹은 요가에 막 입문하신 분이라면 모든 것을 예상하지 못했을 것입니다. 이런 새로움에서 즐거움을 찾을 수 있나요?

✳ **동작 중**

이 동작에서는 어떤 즐거움을 찾을 수 있을까요? 특히 예상하지 못한 즐거움을 한번 찾아보도록 하세요.

자세를 취했다가 풀 때 여러분의 몸이나 태도나 접근 방식을 어떻게 바꾸면 보다 즐거운 경험을 할 수 있을까요?

✳ **휴식 중**

호흡에서 즐거움을 찾아보세요. 이 순간에서 즐거움을 찾아보세요.

✳ **클로징**

이제 즐거움 안테나를 잘 조율했으니, 일상에서 예상치 못한 즐거움을 잘 듣고, 찾아보세요.

호흡에서 즐거움을 찾아보세요. 이 순간에서 즐거움을 찾아보세요.

더 나아가기

우리는 예상치 못한 즐거움을 발견하면 '#ujoy'라는 해시태그를 달아 소셜미디어에 올린다. 함께 해보시기를!

41
드리시티

주제에 대한 간략한 설명과 주제 선정 이유

한 곳을 응시하는 다라나 *Dharana*를 수련할 때, 만트라와 드리시티 *drishiti*(응시)가 유용할 수 있다. 드리시티는 시선을 한 곳에 고정시키는 것을 의미하며, 원하는 것에만 눈을 고정하도록 도와준다. 움직이지 않는 물체에 시선을 고정하면 보다 안정적으로 자세를 유지할 수 있으며, 장기간 정신을 집중할 수 있다. 드리시티는 물리적으로 집중을 하는 행위를 뜻할 수도 있고, 우리가 원하는 바를 이루기 위해 정신을 집중해야 한다는 비유적인 의미를 뜻할 수도 있다.

주제와 관련된 찬트/노래/만트라/인용구/시

- 노래: <I Can See for Miles(나는 멀리 볼 수 있어)> -더 후 *The Who*
- 노래: <All I Want(내가 원하는 모든 것)> -조니 미첼 *Joni Mitchell*
- 인용구: "집중이란 '아니*No*.'라고 말할 줄 아는 것이다." -스티브 잡스

주제와 어울리는 자세

모든 자세! 대부분 수강생은 한 다리로 서서 균형을 잡는 자세에서 드리시티의 개념과 그 힘을 가장 잘 이해하곤 한다.

주제를 한 문장으로 표현한다면

무엇을 얻을 수 있는지에만 집중하라.

수업에서 활용할 수 있는 단계별 표현

✱ 오프닝

자전거를 타본 적이 있으시다면, 시선을 따라 몸이 움직인다는 점을 배우셨을 겁니다. 오늘은 시선을 숭고한 목표에 고정하는 연습을 해보겠습니다.

✱ 동작 중

지금 무엇을 보고 있는지 인지해보세요. 드리시티를 바꾸어보며 조금 더 어려운 동작을 해볼 수 있을까요? 선 자세나 한 다리로 균형을 잡는 자세에서 조금 더 먼 곳을 응시하도록 해보세요. 이것도 괜찮다면, 한 호흡만이라도 눈을 감아보세요. 그 결과 무엇을 얻을 수 있는지에만 집중하세요.

✱ 휴식 중

내면을 한번 들여다보세요. 원하는 목표로 나아가고 있나요? 집중이 흐트러졌나요? 다시 마음을 잡고 집중을 해보세요.

✱ 클로징

내면을 들여다보고, 여러분 내면의 신성함을 마주해보세요. 눈을 뜨고, 수업을 함께 듣는 사람들의 신성함을 들여다보세요. 각각의 신성함에 나마스테로 경의를 표해보겠습니다.

더 나아가기

수업 시간에 활용할 수 있는 여러 문구와 문장에서 이야기한 것처럼, 균형을 잡는 자세에서 드리시티를 재미있게 알려줄 수 있다. 수강생들에게 눈을 감으라고 하거나, 천장에 드리시티 지점을 잡으라고 알려줄 수도 있는 것이다. 아니면 특정한 자세(예를 들어 나무 자세)를 설명하고, 이를 시연한 다음, 교실 앞에서 물러나는 것도 좋다. 그래야 수강생들이 여러분을 드리시티 지점으로 삼지 않고 수련할 수 있기 때문이다.

42

만트라

주제에 대한 간략한 설명과 주제 선정 이유

만트라는 '정신의 도구'를 뜻한다. 한 대상에 대해 오래도록 정신 집중을 유지하도록 도와주는 도구인 것이다. 만트라는 수업 시간에 내뱉는 만트라처럼 영적*spiritual*일 수도 있고, 혹은 아주 단순한 것일 수도 있다. 얼핏 보면 무의미할 수도 있다. (어떤 노래의 후렴구가 계속 머릿속을 맴돌았던 경험이 있다면, 만트라가 어떻게 정신 집중을 위한 도구가 될 수 있는지 이해하기 쉬울 것이다.) 우리가 가장 좋아하는 만트라는 '들이쉬고, 내쉬고*in, out*'이다. 이는 호흡과 연계된 큐잉으로 각각의 단어는 별것 아니게 느껴질 수 있지만, 사실 매 순간 호흡을 하는 것보다 더 중요한 것이 어디 있겠는가?

주제와 관련된 찬트/노래/만트라/인용구/시

모든 만트라는 다 좋다! 반복되는 음악도 좋다. 마티르 오브 사운드*Martyrs of Sound*의 <Ong Namo(옹 나모)>도 좋다. 노래 전체가 10분 이상 한 구절만 계속 반복하는 방식으로 진행된다. 혹은 제니퍼 베레잔*Jennifer Berezan*의 노래 <ReTURNING(리터닝)>도 좋다.

주제와 어울리는 자세

수업의 시작과 끝에 만트라를 활용해 명상 수련을 진행하는 것도 좋다. 균형 잡는 자세에서도 만트라를 포함시키면 정신 집중에 도움을 줄 수 있다.

주제를 한 문장으로 표현한다면

메시지로 정신을 되돌려라.

수업에서 활용할 수 있는 단계별 표현

✷ **오프닝**

만트라는 요가 매트 위에서나 밖에서 여러분의 집중을 도와주는 도구입니다. 다음 몇 분간은 침묵하며 오늘 수련을 위한 여러분의 만트라를 정해보겠습니다. 오늘 특히 와닿는 단어를 활용할 수도 있고, 여기에 몇 개 단어를 더 추가할 수도 있습니다. 혹은 이에 반대되는 단어를 활용할 수도 있어요. 예를 들어서 평화라는 단어를 사용한다면, '나는'이라는 문구를 추가해서 "나는 평화다."라는 만트라를 만들 수도 있습니다. 혹은 이와 상반되는 단어를 활용해서 집중을 극대화할 수 있습니다. "평화를 들이쉬고, 번뇌는 내쉰다." 같은 만트라를 쓸 수도 있습니다. 이제 각자 만트라를 만들어보세요.

✷ **동작 중**

이제 균형을 잡으면서, 여러분 마음속의 만트라가 이 공간의 고요함을 채우도록 해보세요. 만트라에 대한 집중이 균형에 대한 집중으로 이어지도록 해보세요.

✷ **휴식 중**

휴식을 취하면서 여러분의 만트라 메시지가 변화하고 있나요? 휴식할 때 만트라가 더 분명히 들리나요, 혹은 자세를 취할 때 더 분명히 들리나요? 만트라가 더 강력하고 중요하게 느껴질 때는 지금처럼 휴식을 취할 때인가요, 혹은 어려운 자세를 취할 때인가요?

✷ **클로징**

오늘 여러분은 여러분의 수련을 도와준 만트라를 찾았습니다. 이 만트라를 요가 매트 밖 현실 세계로도 가져가세요. 다음에 불안, 두려움, 스트레스가 생길 때 이 만트라를 활용해보고, 어떤 변화가 생기는지 보세요.

더 나아가기

수강생들에게 만트라가 단지 요가에서 전승되는 지식이 아니란 점을 알려주어라. 만트라에 대한 연구에 따르면, 만트라는 정신을 차분히 하고 집중시키는 데 효과적인 수단이다. 만트라 개발에 도움이 될만한 자료들이 몇 가지 있다. 우리는 주디스 핸슨_Judith Hanson_의 《일 년간 나만의 요가 방식대로 살아보기_A Year of Living Your Yoga_》를 좋아한다. 매일 짧지만 생각해볼 만한 문구를 담은 책이다. 혹은 루이즈 헤이_Louise Hay_가 만든 '강력한 생각 카드_Power Thought Cards_'와 같은 만트라 카드를 활용하는 것도 좋다. 수강생들이 워크숍 같은 환경에서 영감을 주는 만트라를 찾고, 만들어볼 수 있는 즐거운 방식이 될 것이다.

43
현재에 머무르기

주제에 대한 간략한 설명과 주제 선정 이유

드리시티가 오랜 기간 한 곳에 집중을 유지하는 능력을 뜻한다면, 현재에 머무른다는 것은 다른 여러 개에 대해 동시다발적으로 집중을 유지할 수 있는 능력을 의미한다. 이에 대한 만트라는 "이것이 바로 지금 일어나는 일이다."가 될 수 있으며, 이 만트라는 우리가 존재할 수 있는 순간은 지금 이 순간뿐이라는 것을 강력히 일깨워준다. 우리가 순간에 존재할 때, 우리는 '지금' 발생하는 모든 것에만 관심을 기울이며, 그 외 모든 것에는 관심을 기울이지 않는다.

주제와 관련된 찬트/노래/만트라/인용구/시

- 노래: <Be Here Now(지금 이 순간 존재하라)> -메이슨 제닝스 *Mason Jennings*
- 인용구: "여러분에게 필요한 다음 메시지는 항상 여러분이 있는 그 자리에 있습니다." -람 다스 *Ram Dass*
- 인용구: "그러니 기억하세요. 중요한 순간은 딱 하나입니다. 바로 지금이죠! 우리는 지금 이 순간에 대해서만 힘을 발휘할 수 있기 때문에 지금이 가장 중요한 순간입니다." -레오 톨스토이

주제와 어울리는 자세

이 주제는 모든 수업과 모든 자세에 어울린다. 특히 많은 노력을 요하는 자세를 취할 때 이 주제를 하는 것도 좋다.

주제를 한 문장으로 표현한다면

이것이 지금 일어나는 일이다. 지금 이 순간에 존재하라.

수업에서 활용할 수 있는 단계별 표현

✱ 오프닝

앞으로 몇 분 동안 여러분이 해야 할 일은 현재에 머무르고, 움직이며, 호흡하는 것뿐입니다. 그것이 여러분의 유일한 할 일입니다. 그것만 하면 됩니다. 지금 여러분이 요가 매트 위에서 자세를 잡는 것, 그것이 지금 일어나고 있는 일입니다.

✱ 동작 중

현재에 머무르고 있나요? 여러분이 한 백 번은 했던 자세에서도, 감각을 그대로 느끼며 온전히 현재에 머무를 수 있나요?

✱ 휴식 중

모든 휴식 시간에, 여러분들은 현재에 머무르겠다는 다짐을 새로이 할 기회를 받는 것입니다. 여러분의 호흡을 찾아보세요. 여러분의 호흡과 여러분의 몸을 매트 위에 내려놓고 현재에 머물러봅니다.

✱ 클로징

요가 매트에서 내려오며 이 만트라를 머릿속에 새기세요. '이것이 지금 일어나는 일이다.' 여러분의 마음이 현재가 아닌 곳으로 흐트러질 때면 이 만트라로 돌아오세요. 지금 이 순간에만 우리는 힘을 발휘할 수 있습니다.

더 나아가기

특히 그룹 요가 수업은 수강생들이 일상의 지루한 고민거리들에서 벗어나 신성한 공간으로 들어설 수 있게 해주기에 현재에 존재할 수 있는 환경을 조성해준다. 60분, 75분, 혹은 90분간 현재에 머무르는 연습은 정말 선물과도 같은 시간이다.

44
호흡 인지하기

주제에 대한 간략한 설명과 주제 선정 이유

호흡은 감정을 반영하지만, 동시에 감정을 만들어내기도 한다. 호흡과 감정 사이의 이 연관 관계를 더욱 잘 이해했다면, 감정적인 반응을 통제하는 법에 한 걸음 더 다가간 셈이다. 즉 호흡만 바꾸어도 감정적인 반응을 통제할 수 있다! 호흡에서 또 다른 중요한 부분은 호흡의 감각, 깊이, 질에 정말 관심을 기울이는 순간 항상 집중할 대상이 있다는 것이다. 그러니 절대 지루함을 느끼지 않게 될 것이다.

주제와 관련된 찬트/노래/만트라/인용구/시

- 노래: <Breathe In Breathe Out(들숨 날숨)> -맷 커니 *Mat Kearney*
- 노래: <Breathe(호흡하라)> -알렉시 머독 *Alexi Murdoch*
- 시: <엘리베이터 음악 *Elevator Music*> -헨리 테일러 *Henry Taylor*

주제와 어울리는 자세

수강생들이 고요한 공간에서 휴식하며 자신의 호흡을 관찰할 수 있는 회복 자세.

주제를 한 문장으로 표현한다면

호흡으로 돌아오라.

수업에서 활용할 수 있는 단계별 표현

✳ **오프닝**

의도를 세우고, 호흡을 시작합니다. 깊게, 천천히 호흡해봅니다. 고요함 속으로 들어온 뒤에는 마음이 어디로 가는지 한번 지켜보세요. 마음이 이 공간, 이 순간을 벗어난다면 이를 인지하고 다시 한번 호흡으로 돌아옵니다.

✳ **동작 중**

더 어려운 동작을, 더 빠르게 하면서도 호흡을 일관되게 유지할 수 있나요? 이 순간에 머무르며 호흡과 연결되고 있나요?

✳ **휴식 중**

고요한 공간 속에서 휴식을 취할 때마다, 수련 처음에 했던 것처럼 의도를 세우고 호흡으로 돌아올 새로운 기회가 생기는 것입니다.

✳ **클로징**

무언가 해야 한다는 마음과 관련된 호흡은 몸 밖으로 내보냅니다. 호흡이 들어왔다 나갈 수 있게 두세요. 호흡이 들어왔다 나갈 수 있게 둡니다.

더 나아가기

도나 파리*Donna Farhi*의 《호흡에 관한 책*The Breathing Book*》은 호흡 연습에 탁월한 책이다.

45
장애물이 길이 된다

주제에 대한 간략한 설명과 주제 선정 이유
지나고 나면 모든 것이 명백히 보이는 법이라고는 해도, 종종 우리가 가장 큰 장애물이라고 생각했던 것들이 가르침을 줄 때가 있다. 하지만 장애물을 마주한 그 순간에는 좌절감이나 패배감을 느끼기 마련이다. 하지만 '장애물이 길이 된다'는 것을 기억한다면, 우리는 마음이 시키는 것을 그대로 따라갈 수 있을 것이다.

주제와 관련된 찬트/노래/만트라/인용구/시
- 노래: <Keep Breathing(계속 호흡하라)> -잉그리드 마이클슨*Ingrid Michaelson*
- 노래: <Driving with Ganesha(가네샤와의 운전)> -마티 니코*Marti Nikko*와 DJ 드레즈*Drez*
- 인용구: "크게 실패하는 것을 두려워하지 않는 자들이야말로 크게 성공할 수 있다." -로버트 F. 케네디

주제와 어울리는 자세
여러 번의 시도와 처음 몇 번은 실패할 수 있다는 긍정적인 태도가 필요한 암 밸런스 자세.

주제를 한 문장으로 표현한다면
장애물이 길이 된다. 어려움이 생기더라도 의도한 바를 놓지 않을 것.

수업에서 활용할 수 있는 단계별 표현

✴ 오프닝

우리는 보통 행복이나 감사하는 마음을 찾으며 하루를 시작합니다. 어떤 날은 문제없이 찾아지지만, 어떤 날은 여러 문제가 발생해서 긍정적인 태도를 유지하기가 쉽지 않기도 합니다. 하지만 늘 장애물도 길이 됩니다. 오늘은 여러분을 방해하는 장애물들을 찾아보세요. 실질적인 장애물일 수도 있고, 머릿속을 어지럽히고 흐름을 방해하는 장애물일 수도 있습니다. 이 장애물들이 스승입니다. 이곳에서 교훈을 얻을 수 있는 것입니다.

✴ 동작 중

자세를 할 때 어떤 장애물이 있는지 관찰해보세요. 마음이 흐트러지나요? 한 자세를 유지하기가 힘든가요? 이 장애물을 통해서 여러분이 얻을 수 있는 것은 무엇인가요?

✴ 휴식 중

휴식을 취할 때는 아사나 때의 신체적인 힘듦은 사라지지만, 마음속으로는 과거의 일이나 생각 등이 계속 반복되면서 내부적으로 계속 장애물이 생겨나고 있을 수도 있습니다. 지금 이곳에서 여러분의 마음이 어떤 이야기를 하는지 한번 관찰해보세요.

✴ 클로징

매트에서 내려오면서 오늘 수련에서 배운 회복탄력성을 집으로 가져가보세요. 어떤 일이 생기건 이를 극복하고, 유지하고, 지속했던 기억을 가지고 가보세요.

더 나아가기

수업 초반에 명상을 함으로써 수강생들이 현재 일상에서 겪고 있는 장애물을 떠올리도록 하는 것도 좋다. 수업 도중에 이를 다시 떠올려보도록 한 뒤, 오히려 장애물을 통해서만 나아갈 수 있다고 알려줘보라.

46
주의

주제에 대한 간략한 설명과 주제 선정 이유

흰색 코끼리를 떠올리지 마라! 물론, 이 말을 하고 나면 머릿속에는 흰색 코끼리만 남을 것이다. 우리가 주의_{attention}를 기울이는 곳에 우리의 힘이 생긴다. 어떤 대상에 주의를 기울인다면, 그 대상에 힘을 주는 것이다. 그렇기에 어디에 관심을 둘지는 매우 중요한 결정이다. '주의'를 주제로 정한다면, 수업 시간 동안 수강생들이 자신의 주의가 어디로 향하는지 관찰하게 하고, 어디에 주의를 기울이고 기울이지 않을지는 항상 선택할 수 있다는 것을 알려줄 수 있다.

주제와 관련된 찬트/노래/만트라/인용구/시

- 노래: <Savasana(사바아사나)> -카말라카*Kamalakar*
- 만트라: 옴 마니 반메 훔(Om Mani Padme Hum)
- 인용구: "내 경험은 내가 주의를 기울이기로 결정한 것들의 결과물이다. 내 마음은 내가 주의를 기울이는 것들을 통해서만 형성된다." -윌리엄 제임스*William James*

주제와 어울리는 자세

성공하려면 많은 주의를 기울여야 하는 자세가 도움이 된다. 엄지발가락에 손을 대고 선 자세처럼 균형을 잡는 자세나, 나는 비둘기 자세(에카 파다 갈라바아사나, Eka Pada Galavasana) 어렵지만 가능한 암밸런스(팔 균형) 자세도 좋다.

주제를 한 문장으로 표현한다면

집중이 힘이다. 집중을 남발하지 말라. 어느 곳에 집중할지 선택하라.

수업에서 활용할 수 있는 단계별 표현

✸ 오프닝

수업을 시작하는 지금, 여러분의 주의는 어디에 집중되어 있나요? 호흡인가요? 혹은 이 공간 밖의 일들, 예를 들어 오늘 오전, 혹은 이번 주 초반에 발생했던 일이라거나 미래에 발생할 수 있는 일에 집중하고 있나요? 다시 현재에 집중하고, 현재 중에서도 어디에 집중하고 싶은지를 선택해보세요.

✸ 동작 중

이 자세를 하기 위해서는 (만약 이 자세가 처음인 사람이라면) 자세에 대한 설명에 주의를 기울여야 하고, 이 자세를 취하게 될 여러분의 몸 하나하나에 주의를 기울여야 합니다. 또한, 여러분의 호흡에 주의를 기울여야 합니다. 여러분에게 도움이 되지 않을 것에 주의를 돌리지 마세요. 만약 다른 사람들이 어떻게 자세를 취하는지에 신경 쓰고 있다면, 주의를 다시 원래대로 돌려놓으세요.

✸ 휴식 중

휴식을 취할 때는 아까처럼 많은 에너지를 쓸 필요는 없습니다. 그저 마음이 쉴 수 있게 두면 됩니다. 하지만 스트레스나 번뇌를 유발하는 생각에 주의를 빼앗겨 휴식을 방해받을 수 있으니 조심하세요. 그런 의미에서 휴식하는 동안에도 주의를 잘 기울이는 것이 중요합니다.

✳ **클로징**

어디에 주의를 기울일지는 선택입니다. 수련을 통해 그 선택은 더 쉬워질 수 있어요. 이제 요가 매트에서 내려오면서, 정말 중요한 것에만 주의를 기울이겠다고 다짐하세요.

더 나아가기

마음챙김 수련이 효과가 있으려면 계속 주의를 현재로 가져와야 한다. 수강생들에게 마음이 이곳저곳 부유하는 것은 당연하다고 알려주고, 그 점을 인지하고 다시 현재로 돌아올 때마다 마음챙김 능력이 강해진다는 점을 일깨워주라.

47
자세를 풀고 싶을 때야말로
자세가 시작되는 순간

주제에 대한 간략한 설명과 주제 선정 이유

우리 요가원에는 매일 아침 찬물 샤워로 하루를 시작하는 강사가 있다. 그는 한겨울에도, 한여름에도 매일 빠지지 않고 찬물 샤워를 하는데, 그 이유는 아침 일찍 차가운 물이 몸에 닿을 때의 엄청난 불편함을 한 번 견디고 나면, 그 순간이 하루 중 가장 힘든 순간이 되고 나머지 하루는 쉬워진다는 것이다. 자세를 풀고 싶을 때 자세가 시작되는 것이다. 이 사례는 신체적인 불편함에 대한 이야기 같지만, 사실 신체적이건 감정적이건 불편함을 일단 견디고 나면, 이후의 불편함을 견딜 수 있는 힘이 생긴다는 것을 알려준다. 현실에서는 불편한 순간들이 많이 있기 마련이고, 그때마다 우리는 현재에 머무르며 주의를 기울여야 한다. 늘 불편한 순간을 피해버릴 수는 없기 때문이다. 따라서 이 주제는 요가 매트 위에서건 밖에서건 불편함과 공존하는 연습을 해야 한다는 점을 일깨워준다. 이 점을 스스로 상기하기 위해 하루를 찬물 샤워로 시작해보는 것도 방법이다.(우리는 굳이 그러지 않지만!)

주제와 관련된 찬트/노래/만트라/인용구/시

- 노래: <Don't Give Up(포기하지 말 것)> -피터 가브리엘*Peter Gabriel*, 케이트 부시*Kate Bush*
- 만트라: 옴 샨티 샨티 샨티 (Om Shanti Shanti Shanti)
- 인용구: "한순간이라도 불편한 에너지와 공존해보고 나면, 이를 두려워하지 않는 법을 배우게 된다." -페마 초드론*Pema Chodron*

주제와 어울리는 자세

지속할 수는 있지만 어려운 자세를 선택하라. 런지 자세나, 비둘기 자세(카포타아사나, Kapotasana), 바인드 자세도 좋다. 평소보다 조금 더 오래 홀딩하는 것도 좋다. 인요가도 이 주제를 다루기에 좋은 자세이다.

주제를 한 문장으로 표현한다면

머무르라. 머무르면서 어떤 일이 일어나는지 보라.

수업에서 활용할 수 있는 단계별 표현

✱ 오프닝

오늘은 움직이면서 감각을 느껴보세요. 어떤 자세에 더 오래 머무르게 되면, 그 자세를 풀고 싶어질 텐데, 그때 어떤 감각을 느끼나요? 근육을 사용하면서 불편함을 느끼는 경우에도 한두 호흡만 더 버텨보자고 자신에게 말해줄 수 있나요?

✱ 동작 중

이 자세에서는 불편함을 느끼면서도 계속하는 법을 연습해봅니다. 이런 감각에 대해 여러분의 마음은 어떤 이야기를 하고 있나요?

✱ 휴식 중

지금 이 휴식은 힘든 가운데서도 언제든 쉴 수 있는 공간이 있다는 점을 일깨워줍니다. 여유는 언제든지 찾을 수 있어요.

✻ **클로징**

이 달콤한 사바아사나의 순간으로 들어서면서, 오늘 여러분이 우아하게, 현재에 머물렀던 힘든 수련의 순간과 다시 연결되어봅니다.

더 나아가기

'자세를 풀고 싶을 때야말로 자세가 시작되는 순간(the pose begins when you want to leave it)'이나 이와 비슷한 문구는 요가에서 꽤 흔한 문구이고, 많은 사람이 이런 말을 했다고 알려져 있다. 하지만 혹시나 자세가 안전하지 않다고 느껴지면 언제나 그 자세를 풀어야 한다는 점을 상기시켜라.

48
네, 감사합니다

주제에 대한 간략한 설명과 주제 선정 이유

이 주제는 틱낫한 스님이 말씀하신 내용으로, 지금 이 순간 여러분에게 주어진 모든 것에 "네, 감사합니다."라고 말해야 한다는 것을 일깨워준다. 이는 지금 이 순간에 일어나는 일들을 수용하는 것과 수용하면서 항복하는 것을 의미한다.

주제와 관련된 찬트/노래/만트라/인용구/시

- 노래: <Everywhere(어디건)> -플릿우드 맥*Fleetwood Mac*
- 노래: <Higher Love(더 높은 차원의 사랑)> -제임스 빈센트 맥머로우*James Vincent McMurrow*
- 인용구: "미래는 피할 수 없고 확실해 보이지만, 실은 없을 수도 있다. 신은 그 사이 공간에 존재한다." -호르헤 루이스 보르헤스*Jorge Luis Borges*

주제와 어울리는 자세

강아지 자세(웃타나 시소사나, Uttana Shishosana)는 아름다운 항복의 자세이다. 전굴 자세나 다리를 넓게 편 전굴 자세(선 자세건 앉은 자세건 모두)도 좋다.

주제를 한 문장으로 표현한다면

네, 감사합니다.
나는 지금을 받아들인다.

수업에서 활용할 수 있는 단계별 표현

✳ **오프닝**

이 수련에서는 '안 돼.' 또는 '하지만'이라는 생각이 떠오를 때마다 이를 인지하고, 그런 말 대신에 마음속으로 "네, 감사합니다."를 반복할 수 있는지 살펴봅시다.

✳ **동작 중**

의자 자세를 취하면서 다리가 떨리는 상황에서도 "네, 감사합니다."를 반복해보세요. 나무 자세를 겨우 풀면서도 "네, 감사합니다."를 말해보세요.

✳ **휴식 중**

지금 휴식을 취하면서 "네, 감사합니다."라고 이야기해봅니다. 자세를 취할 때와 마찬가지로 같은 수용의 태도를 보이게 되는지 살펴보세요.

✳ **클로징**

이제 사바아사나에 대해 "네, 감사합니다."라고 말합니다. 요가 매트에서 내려온 뒤에도 이 수용의 만트라를 계속 가져가세요.

더 나아가기

즉흥극에서도 이와 유사한 개념이 나타난다. 바로 '예스, 앤드(Yes, and)'이다. 우리는 상대방 또는 세상이 우리에게 준 것을 받아들이고, 이를 바탕으로 더 많은 것을 쌓아나간다.

49
중단하고 축복하기

주제에 대한 간략한 설명과 주제 선정 이유

이 주제를 우리에게 처음 알려준 것은 훌륭한 요가 강사이자, 에너지 힐러이자, 공연가이면서 심미주의자인 사람으로, 본인이 가장 좋아하는 만트라라며 우리에게 공유해주었다. 이 주제는 우리가 분노, 비난, 후회 혹은 좌절에 빠지는 대신 스스로 혹은 타인을 용서할 기회가 있다는 점을 일깨워준다. 예를 들어 누군가 도로에서 끼어들 때, 여러분에게 처음 드는 생각은 그리 따뜻하지 않을 것이다. 이때 중단하고 축복하기 만트라를 사용할 수 있다. 어두운 생각이 드는 순간, 나쁜 생각을 중단하고 상대에게 축복을 전하라. 이름하여 '중단하고 축복하기'인 것이다. 이는 여러분에게도 적용할 수 있는 개념이다. 만약 참지 못하고 화를 내거나 어리석은 말을 했을 때, 혹은 스스로 자책하게 되는 그 어떤 순간이라도 중단하고 축복하라. 자신을 용서하고 앞으로 나아가는 것이다.

주제와 관련된 찬트/노래/만트라/인용구/시

- 노래: <Upside Down(거꾸로)> -토리 아모스 *Tori Amos*
- 노래: <Zissou Society Blue Star Cadets/Ned's Theme Take 1> -마크 머더즈보 *Mark Mothersbaugh*
- 인용구: "흙탕물은 가만히 두어야 맑아진다." -앨런 와츠 *Alan Watts*

주제와 어울리는 자세

특히 난이도 있는 균형 잡는 자세. 정말 필요할 때 중단하고 축복하는 연습을 해보면 유용함을 느낄 것이다. 내려놓고 앞으로 나아가는 연습을 하기에는 균형 자세가 정말 좋다.

주제를 한 문장으로 표현한다면

중단하고 축복하라.
용서하고, 존중한 뒤, 앞으로 나아가라.

수업에서 활용할 수 있는 단계별 표현

※ **오프닝**

모든 사람은 어떤 행동을 하거나 말을 한 뒤 곧바로 후회하게 되는 순간을 거칩니다. 사람이라면 당연하죠. 이때, 계속 자신을 비난할 수도 있고 축복하기를 선택할 수도 있습니다.

※ **동작 중**

이 자세로 다시 돌아오면서 여러분의 생각을 지켜보세요. 부정적인 부분을 중단하고, 대신 축복을 보낼 방법을 떠올려보세요. 시도를 한 자기 자신에 대한 축복, 이곳에 머무르며 도전을 해볼 수 있다는 것에 대해 축복을 보내봅니다.

※ **휴식 중**

이 고요한 공간은 여러분에게 지금보다 더 여유로워지고, 자유로워질 기회를 제공합니다. 여러분은 여러분이 지금껏 했던 모든 부정적인 생각보다 훨씬 더 큰 사람입니다.

✳︎ 클로징

이제 사바아사나로 들어가면서, 더욱더 깊이 용서할 수 있도록 여러분의 마음과 생각을 열어보세요. 지금 이곳에는 스스로 벌을 주거나, 자책해야 할 것이 없습니다.

더 나아가기

'중단하고 축복하기'는 '네, 감사합니다'를 약간 변형한 것으로, 우리는 이 만트라를 정말 좋아한다. 우리 내면의 반사적이고 부정적인 부분을 뒤집어서 한결 긍정적이고, 확장적이며, 수용적인 관점으로 나아갈 수 있게 해주기 때문이다.

13 영감은 어디에나 있다

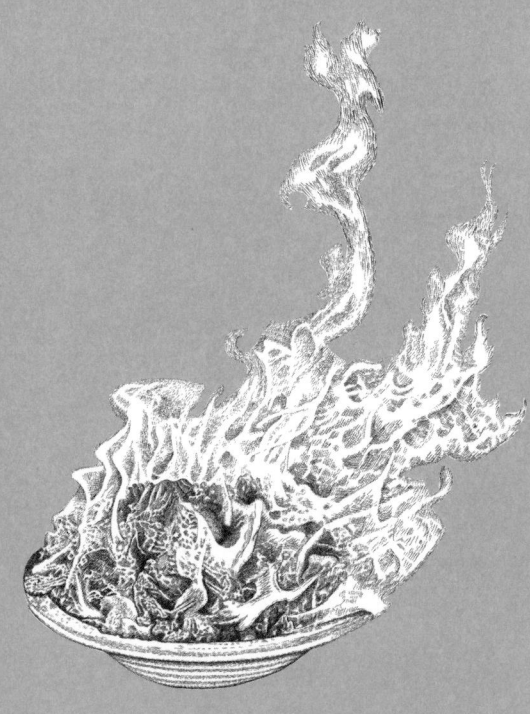

50
하나를 보면 전부를 알 수 있다

주제에 대한 간략한 설명과 주제 선정 이유

요가 매트는 삼스카라, 즉 우리가 행동하고 사고하는 습관을 관찰해볼 수 있는 실험실과도 같다. 우리가 요가 매트에서 어떻게 움직이고, 호흡하며, 사고하고, 느끼는지는 우리가 일상에서 하는 활동을 반영하는 것이자, 스스로를 더 잘 알고, 더 낫게 만들 수 있는 기회이기도 하다. 요가 수련은 다르샤나_darshana_, 즉 자기 자신에 대한 비전이자 자신이 추구하는 스스로의 이상적인 모습을 보여주는 렌즈이다. "하나를 보면 전부를 알 수 있다(how you do anything is how you do everything)."라는 격언은 바로 이와 같은 내용을 반영한다. 수강생들도 이 문구를 들어보았을 수 있으며, 이 내용은 매트 위에서의 자기 탐구로 잘 이어질 수 있다.

주제와 관련된 찬트/노래/만트라/인용구/시

- 노래: \<I Can Change(나는 변화할 수 있어)\> -레이크 스트리트 다이브_Lake Street Dive_
- 노래: \<Wise Up(현명해지라)\> -에이미 만_Aimee Mann_
- 시: \<살아 있음_Living_\> -드니즈 레버토브_Denise Levertov_

주제와 어울리는 자세

전부 다! 수강생들이 요가 매트 위에서 어떤 습관적 패턴을 보이는지 탐구하고, 이에 대해 마음챙김을 실현하도록 안내하라.

주제를 한 문장으로 표현한다면

위에서와 같이, 아래에서도(As above, so below).
하나를 보면 전부를 알 수 있다.

수업에서 활용할 수 있는 단계별 표현

✳ **오프닝**

잠시 이곳에서 시간을 가져봅니다. 지각생이 헐레벌떡 방 안으로 들어오며, 요가 매트를 던져놓고, 부산스럽게 한숨을 쉰다고 생각해보세요. 그런 에너지를 전달하고 싶나요? 중심을 잡고 열린 마음으로 시작합니다. 오늘 수련은 그곳에서부터 시작하겠습니다.

✳ **동작 중**

지금 빨리 움직이나요, 천천히 움직이나요? 너무 많이 움직이나요, 혹은 너무 적게 움직이나요? 오늘 온종일 가졌던 에너지와 움직임을 아사나 수련에도 가져왔나요? 지금 이 순간에 어울리나요?

✳ **휴식 중**

지금 어떤 패턴으로 생각을 하고 있는지 관찰해봅니다. 바로 서둘러서 다음 동작으로 넘어가고 싶은가요? 아니면 휴식 시간, 본인 자신, 그리고 여러분 주위를 둘러싼 모든 사람을 참고 견딜 수 있나요?

✳ **클로징**

오늘 수업은 달콤한 이완, 연결, 합일의 마음으로 마무리해봅니다. 이로써 여러분은 앞으로 더 이완되고, 연결되고, 통합된 마음으로 일상으로 복귀할 수 있도록 새 출발점을 제공받은 것입니다. 앞으로 몇 분간의 동작이 그다음 동작, 또 그다음 동작으로 자연히 이어지도록 해보세요. 오늘 여러분이 자신에게 보여주었던 애정 어린 다정함을 앞으로 만나는 모든 사람에게 전해주세요.

더 나아가기

요가 매트 위에서 우리는 하나를 대하는 방식이자 모든 것을 대하는 우리의 방식을 탐구해볼 수 있다. 또한, 요가 매트 밖에서 도움이 될 수 있는 새로운 습관을 만들어볼 수 있기도 하다. 수강생들에게 이 점을 정기적으로 상기시켜주자.

51 스트레스와 휴식

주제에 대한 간략한 설명과 주제 선정 이유

스포츠 훈련, 요가 아사나, 그리고 일상 전반에 있어 스트레스는 적이 아니라 적응을 위한 도구이다. 스트레스가 없다면 우리는 절대 성장하지 못할 것이다. 스트레스는 우리가 세포, 그리고 유기 물질 단위에서 반응하도록 해 더욱 강력하고 더욱 회복탄력성 있게 성장하도록 도와주는 촉진제이다. 하지만 우리 몸이 적절히 회복하기 위해서는 스트레스만큼이나 휴식에 관심을 쏟아야 한다.(이에 대해 더 자세히 알고 싶다면, 세이지가 2011년 출간한 책 《운동선수의 회복에 관한 안내서(The Athlete's Guide to Recovery)》를 참고하길.) 성취 지향적인 수강생들이라면 스트레스에 대한 부분이 익숙할 것이고, 느긋한 유형의 수강생들은 휴식에 조금 더 끌릴 수도 있다. 적절한 균형점을 찾는 것이 중요하다.

주제와 관련된 찬트/노래/만트라/인용구/시

- 노래: <Krishna Love(크리시나 러브)> -MC 요기 *MC Yogi*
- 노래: <Funky Guru(펑키구루)> -프렘 조슈아 *Prem Joshua*
- 만트라: 옴 푸르남(Om Purnam, "온전함이 온전함을 낳는다.")

주제와 어울리는 자세

회복 요가 자세! 수업 시간 동안 충분히 움직일 수 있는 동작들을 넣어 성취 지향형 수강생들이 충분히 에너지를 소진할 수 있도록 한 뒤, 받침대를 받친 회복 자세를 길게 유지하라.

주제를 한 문장으로 표현한다면

모든 것에 중용을.

수업에서 활용할 수 있는 단계별 표현

✽ **오프닝**

스트레스가 없다면 절대 적응할 수 없고, 반대로 스트레스가 너무 많다면 무너질 것입니다. 오늘은 휴식에 집중하도록 하겠습니다. 가끔 힘을 빼는 것이 우리 몸의 조직과 신경 체계에 더 나을 때가 있으니까요.

✽ **동작 중**

동작을 하면서 적절한 수준의 스트레스를 유지하도록 신경 쓰세요. 확실하지 않다면, 힘을 뺍니다.

✽ **휴식 중**

우리가 선택한 여러 스트레스 요인을 잘 다루기 위해서는 휴식에 아주 많은 관심을 기울여야 합니다. 어떤 부분을 아직 놓지 못하고 있는지, 혹은 억지로 하고 있는지 한번 관찰해보세요. 대신에 최대한 완전하게 이완하도록 노력해보세요. 지금 힘을 더 많이 뺄수록, 나중에 더 많이 힘을 쓸 수 있습니다.

✽ **클로징**

오늘 수업은 사바아사나로 끝내겠습니다. 잘 적응하려면 휴식이 무척 중요하기 때문이죠. 이 사바아사나를 기점으로 색다른 방식으로 휴식하고 자기 자신을 돌볼 수 있기를 바랍니다. 내일, 다음 주, 다음 달에 어떻게 하면 더 많은 휴식 시간을 할당할 수 있을까요?

더 나아가기

가끔은 요가 강사로서 모든 수업이 사바아사나의 전 단계라고 생각될 때도 있다. 마지막의 휴식을 온전히 느낄 수 있도록 아사나 동작을 해야 한다.

52
어려움이 없다면 변화도 없다

주제에 대한 간략한 설명과 주제 선정 이유

바로 직전 주제에서는 휴식의 중요성을 짚어보았다. 이번에는 어려움이 있어야 변화할 수 있다는 주제를 이야기하고자 한다. 기존의 행동 방식은 유지하면서 무언가 달라지기를 바라서는 안 될 것이다. 노력을 해야 한다.

주제와 관련된 찬트/노래/만트라/인용구/시

- 노래: <Lift Every Voice(모든 목소리를 드높이라)> -레이저비크 *Lazerbeak*
- 노래: <Love Yourself(스스로를 사랑하라)> -메리 J. 블라이즈 *Mary J. Blige*
- 인용구: 나는 어려운 것도 해낼 수 있다.(I can do things that are hard.)
- 인용구: "요가의 진정한 의미란 고통과 슬픔을 만나는 지점으로부터의 구원이다." -B.K.S. 아헹가의 《요가 디피카: 육체의 한계를 넘어》 중에서

주제와 어울리는 자세

보트 자세(나바아사나)나 소위 '어렵다'고 생각되는 자세. 코어 포즈도 전반적으로 좋은 옵션이다. 일반적인 선 자세 시퀀스를 활용하되, 수강생들에게 눈을 감으라고 하거나, 블록 위에 서도록 하는 등 난이도를 한 단계 더 높여보라.(물론, 수강생의 안전이 가장 중요하다.) 혹은 의자 자세(웃카타아사나)나 플랭크 자세처럼 어렵지만 안전한 자세를 오래 홀딩하도록 해보라.

주제를 한 문장으로 표현한다면

어려움이 없으면, 변화도 없다.
춤을 추고 싶다면 반주자에게 돈을 주어야 한다(If you want to dance, you've got

to pay the piper).

수업에서 활용할 수 있는 단계별 표현

✳ 오프닝

수련을 하며 무엇을 바꾸고 싶은지 한번 생각해보세요. 태도, 어려운 자세 속에서 호흡하는 능력, 까마귀 자세를 유지하는 시간 등을 바꾸고 싶을 수 있습니다. 어려움을 받아들이겠다고 의도적으로 선택하세요.

✳ 동작 중

이 동작에서는 무엇이 어려웠나요? 노력은 그대로 기울이되, 그에 대한 여러분의 태도를 바꿀 수 있나요?

✳ 휴식 중

다시 여러분이 의도했던 바로 돌아오세요. 변화를 위해 어려움을 받아들이겠다고 다짐하세요.

✳ 클로징

변화가 이루어지기 위해서는 완전히 휴식해야 합니다. 그래야 여러분이 선택한 그 어려움을 여러분의 몸이 받아들일 수 있는 것입니다.

더 나아가기

같은 행동을 반복하면서 다른 결과를 바란다는 것은 정신 나간 일이라는 말을 기억하라. 그렇게 본다면 "어려움이 없다면 변화가 없다."는 제정신으로 살아가도록 일깨워주는 말이기도 하다.

53

오늘은 아니야, 이 개자식아!

주제에 대한 간략한 설명과 주제 선정 이유

이 주제는 "중단하고 축복하라." 만트라와 반대이다! 이 만트라는 맹렬함과 싸움에 관한 것이다. 우리는 둘 다 태평양 북서부 지역의 러너인 켈리 헤론*Kelly Herron*의 이야기에서 큰 감명을 받았다. 켈리는 러닝을 하다가 잠시 공중화장실에 들른 순간 괴한에게 갑작스러운 공격을 당했지만, "오늘은 아니야, 이 개자식아(Not today, motherfxxx)!"를 활용해 자신을 공격한 사람을 물리쳤다. 이 만트라는 보호의 만트라이자, 공격을 당했을 때에도 본인의 힘을 유지하기 위한 만트라이다.

주제와 관련된 찬트/노래/만트라/인용구/시

- 노래: <I Won't Back Down(나는 물러서지 않을 것이다)> -톰 페티 앤드 더 하트브레이커스*Tom Petty and the Heartbreakers*
- 만트라: 옴 감 가나파타예 나마(Om Gam Ganapataye Namah, 장애물을 제거하는 신인 가네샤에 대한 경의)
- 인용구: "이 세상은 우리가 스스로를 단련하기 위한 체육관과도 같다." -스와미 비베카난다*Swami Vivekananda*

주제와 어울리는 자세

집중력과 강인함이 필요한 자세. 전사 자세 III(비라바드라아사나 III)이나 하이 런지 변형 자세도 좋다.

주제를 한 문장으로 표현한다면

오늘은 아니야.

나는 강하다.

수업에서 활용할 수 있는 단계별 표현

✳ **오프닝**

우리는 종종 다른 사람이 우리의 감정을 정의하게 둡니다. 운전을 난폭하게 하는 사람이나, 무례한 직원이나, 직장에서의 정 없는 대화 때문에 기분이 왔다 갔다 하죠. 오늘 이 만트라는 외부에서 어떤 일이 벌어지건 간에, 여러분 내면에 통제할 수 있는 힘이 있다는 것을 상기시킵니다. 오늘은 자기 자신으로, 현재에 완전히 머무르겠다는 의도를 가지고 움직여봅니다. 무엇인가 자신을 휘두르고 있다면 스스로 말해봅니다. "오늘은 아니야."

✳ **동작 중**

그냥 자세만 취하지 마세요. 여러분의 강인함을 온전히 실어봅니다. 여러분의 힘과 강렬함을 담아보세요.

✳ **휴식 중**

재정비를 하고, 내면 깊은 곳으로 들어가봅니다. 여러분의 마음과 몸이 하는 이야기를 들어보세요. 여러분의 힘은 바로 이곳에서 나옵니다.

✳ **클로징**

자기 내면의 힘에 다시 한번 감사하며 매트 위에서 내려옵니다. 여러분은 강합니다.

더 나아가기

우리가 소개한 많은 주제나 요가 철학은 있는 그대로를 받아들이는 것을 다루고 있지만, 이 만트라는 가끔은 행동을 취할 필요가 있다는 것을 격렬하게 상기시킨다. 《바가바드 기타》에도 같은 내용이 나와 있으니, 수강생들에게 안내해주는 것도 좋다. 크리슈나가 아르주나에게 행동의 중요성에 대해 안내하는 대목이 있다.

54
자신의 힘을 받아들이기

주제에 대한 간략한 설명과 주제 선정 이유

"자신의 힘을 받아들이라."라는 말은 가끔 우리가 자기 자신을 과소평가하거나, 아직 자신을 과거의 (수줍거나 조심스러운) 버전이라고 생각할 때 사용할 수 있는 리마인더이다. 이 만트라는 에고를 키우라는 말이 아니다. 우리가 이 세상에 실질적인 변화를 가져올 수 있다는 것을 상기시키며, 자기 자신에게 힘을 불어넣어주는 말이다. 이 만트라는 본인이 지금, 오늘, 이미 소유하고 있는 모든 힘을 인지하라는 내용이다.

주제와 관련된 찬트/노래/만트라/인용구/시

- 노래: <Respect Yourself(자기 자신을 존중하라)> -스테이플 싱어스 *Staple Singers*
- 노래: <Be the Change(변화가 되어라)> -MC 요기 *MC Yogi*
- 시: <나 자신의 노래 *Song of Myself*> -월트 휘트먼 *Walt Whitman*

주제와 어울리는 자세

여신 자세 *Goddess Pose*, 전사 자세 I(비라바드라아사나 I), 의자 자세(웃카타아사나), 플랭크, 사이드 플랭크

주제를 한 문장으로 표현한다면

자신의 힘을 받아들이라.

수업에서 활용할 수 있는 단계별 표현

✳ **오프닝**

오늘은 모든 동작을 다 해낼 수 있다는 믿음을 가지고 수련을 해봅니다. 자세를 시작하기도 전에 위축되지 마세요. 자기 자신의 힘을 인지하면서 움직여봅니다.

✳ **동작 중**

자기 자신의 힘을 받아들인다는 것이 안전하지 않게 움직여도 된다는 말은 아닙니다. 휴식을 취하거나 변형 자세를 통해, 여유롭고 우아하게 움직여보세요. 하지만 변형 자세를 취하거나 휴식을 취할 때에도 사과하는 대신 주인의식을 가집니다. 휴식을 취하는 것은 패배했다는 뜻이 아니라 자기가 자신의 한계를 인지하고 있고, 이를 현명하게 따랐다는 뜻입니다.

✳ **휴식 중**

휴식 시간 동안, 여러분은 다시 빛날 수 있는 힘을 빚는 것입니다.

✳ **클로징**

자신의 힘을 받아들이세요. 자기 자신의 힘을 인지하며 느낀 자유로움과 여러분이 가져 마땅한 자신감을 가지고 다시 일상으로 돌아갑니다. 어떤 사과도 하지 마세요.

더 나아가기

이 주제를 '아스미타'와 함께 안내해주는 것도 좋다. 이 경우 수강생들은 내면에서 생겨나는 자존감과 에고를 구분할 수 있게 될 것이다.

PART 3

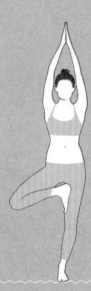

공감되는
주제 만들기

14 좋고 나쁜 주제는 없다

자신만의 주제를 만들 때는 완벽보다는 발전에 초점을 맞추라. 가끔은 시작하는 것이 가장 힘들 때가 있다! 모든 작가는 글이 막히는 경험을 한다. 우리도 마찬가지다. 일단 시작하는 것이 포인트이다. 처음부터 엄청난 성취를 이뤄야 한다고 생각하지 말라. 일단 시작하라. 펜을 들고 일단 쓰기 시작하라.

글쓰기 수업도 도움이 될 수 있다. 자유롭게 글 쓰는 수업이 특히 도움이 될 텐데, 타이머를 맞추어놓고 타이머가 울릴 때까지 계속 글을 쓰는 (혹은 타이핑을 하는) 연습을 하기 때문이다. 머릿속에 떠오르는 모든 것을 적어보라. 좋을 필요도 없고, 심지어는 완결된 문장일 필요도 없다. 일단 계속 적어보라. 다음과 같은 결과물이 나올 수도 있다.

주제. 주제. 으아악. 뭘 적어야 할지 모르겠어. 아

무엇도 안 떠올라. 주제가 얼마나 어려운지에 대한 주제도 괜찮으려나. 현재에 머물러야 창의력이 생긴다는 주제 같은 게 있으려나. 마음이 동하지 않더라도 일단 매트 위에 올라가면 영감이 찾아오기도 한다 같은 말. 글쓰기에도 같은 내용이 적용될 수 있겠다. 태양 경배 자세나 익숙한 웜업 동작처럼 정해진 시퀀스가 있으면 도움이 될 수도 있겠다. 리추얼이 있으면 계속 나아갈 수 있으니까. 하지만 리추얼은 시간이 지나면 지겨워지고 생동감이 사라질 수는 있어…

가끔은 시작하는 것 자체만으로도 추진력이 생긴다. 그러면서 요가 수업 계획을 위한 주제를 자연히 만들 수 있게 되는 것이다. 아니면 자유 글쓰기를 한 페이지 이상 해본 다음, 잠시 묵혀두어라. 하루도 좋고, 일주일도 좋다. 시간이 지난 뒤 다시 보면서 혹시 발아시킬 수 있는 씨앗과도 같은 아이디어가 있는지 살펴보라.

데드라인과
책임감

데드라인만큼 영감을 주는 것도 없다! 신중한 고민 끝에 선정한 주제들로 저널 하나를 꽉 채우겠다는 마음이 한가득해도, 갑자기 그런 결과물이 나올 수는 없다. 시간제한을 두어야 한다. 또, 자신에게 책임을 물을 수 있는 누군가를 두는 것도 좋다. 물론 수강생들이 여러분을 기다리고 있는 것도 맞지만, 동료 집단이나 동료 강사, 혹은 멘토에게 여러분의 아이디어를 타진해보면, 아이디어를 다듬고 새로운 방식으로 발전시킬 수 있게 될 것이다.

그런 맥락에서 책임감 그룹을 만드는 것도 좋다. 대면이건 비대면이건 모두 괜찮다. 매월 혹은 격월 단위로 만나서 작업을 공유하라. 본인의 요가원에서 만나는 것도 좋다. 강사들의 개별 수업을 한층 강화해주면서, 요가원 브랜드 강화에도 도움이 되기 때문이다. 혹은 동료 간의 협력도 좋다. 같은 지역의 모든 강사를 초대하고, 여러 요가원 중에서 홈베이스를 선택하는 것이다. 혹은 소셜미디어를 통해서 요가 강사 그룹을 만드는 것도 방법이다. 주제에 관한 영감을 공유하고, 다른 사람들의 좋은 아이디어를 빌려올 수 있을 것이다! 우리도 주제를 공유할 수 있는 커뮤니티를 만들었는데, 주소는 다음과 같다. http:/teachingyogabeyondtheposes.com.

혹은 혼자 하는 것이 더 적성에 맞는 사람이라면, 한 주에 어느 정도의 시간을 할당해서 요가 수업 주제(및 시퀀스)를 꼭 계획하도록 하라. 그래야 그 시간만큼은 좋은 주제를 선정하기 위해 투자하고, 에너지를 쏟겠다고 결심할 수 있다. 한 주에 한 시간만 해도 좋다. 그래도 한 달에 좋은 주제가 4개나 나오는 것이니 말이다. 그렇게 되면 매주 신선한 주제를 하나씩 떠올리며, 수강생들에게 주기적으로 새로운 영감을 줄 수 있게 될 것이다.

15 주제 선정을 위한 영감 가이드

    이번 섹션에서는 독자들이 쉽게 확장할 수 있는 주제 리스트를 제공한다. 예를 들어 신체 부위, (정기 또는 비정기) 공휴일이나 기념일과 관련된 주제들을 작성해보았다. 또한, 강사들을 비롯해 집에서 수련하는 사람들도 쉽게 영감을 받고, 그 영감을 다른 이들에게 전달할 수 있도록 저널 형식을 함께 제공한다.

    물론 본인이 직접 떠올린 주제가 최고다. 자신이 가장 공감하는 주제에 대해 자신만의 목소리로 이야기하는 것이기 때문에, 진정성이 온전히 발휘될 수 있다. 하지만 아래 주제들을 통해서도 영감을 찾을 수 있을 것이다. 그 외에 새로운 주제로 발전될 수 있는 아이디어가 떠오르면 적어두라. 그래야 나중에 더 발전시킬 수 있다.

주제로 활용할 수 있는 개념

다음은 요가 수업에서 자주 만나볼 수 있는 개념들이다. 여러분도 수업에서 큐잉을 하면서 다음 개념을 자연스럽게 언급하곤 했을 것이다. 각각을 더 발전시켜서 하나의 주제로 만들 수 있다. 우리가 제시하는 다음 목록에 여러분의 아이디어를 더해보라.

- 열린 마음
- 내려놓기
- 중심 잡기
- 뿌리와 날개
- 날기를 두려워함
- 내면을 끌어안기
- 밖으로 빛을 발산하기
- 몸의 이야기를 듣기

신체 부위와 활동

신체의 특정 부분이나 신체의 움직임에 집중하는 것도 새로운 주제로 이어질 수 있다. 특히 이달의 주제 등으로 사용하기에 좋으며, 3개에서 6개 정도의 수업에서 시리즈 형식으로 사용할 수도 있을 것이다. 여기에 여러분의 아이디어를 더해보자.

- 발
- 무릎
- 골반
- 등
- 허리
- 어깨
- 팔

- 코어
- 목
- 전굴
- 백 벤딩
- 트위스트
- 사이드 벤딩
- 역자세

휴일

우리는 둘 다 월요일 수업을 정기적으로 진행하기 때문에, 기념일의 의미도 주제에 포함시킨다. 여러분만의 기념일도 포함시켜보라.

- 새해 첫날/설날: 의도하는 바를 설정하기, 새로움에 눈뜨기
- 입춘: 봄, 왁자지껄, 흥겨운 축제
- 밸런타인데이: 사랑이 모든 것의 근원이라는 점을 축하하기
- 식목일: 나무 자세, 자신의 가지를 성장시키기
- 부활절: 새로운 성장, 새로운 삶, 자기희생
- 지구의 날: 땅 위에 곧게 선 자세, 가이아*Gaia*에 대한 언급
- 근로자의 날: 우리가 하는 일을 인정하며, 휴식의 중요성도 함께 인정하기
- 어버이날: 창조자와 롤모델에 대한 감사, 여성과 남성의 신성함
- 현충일: 전사 자세, 바가바드 기타에서 아르주나의 싸움에 대한 언급
- 광복절: 자유, 상호의존
- 추석: 감사, 풍요로움, 가족
- 국군의 날: 평화에 대한 감사

- 핼러윈: 자신을 두렵게 하는 자세, 고양이 자세, 시체 자세
- 디왈리*Dwali*[1] : 선이 악을 물리치는 것을 축하, 가벼움
- 이드 알 피트르*Eid Al-Fitr*[2] : 관대함, 공감, 자애로움
- 크리스마스: 희망의 선물
- 새해 전야: 작년을 돌아보기, 송구영신

저널에 사용할 수 있는 문구

아래 기본 문구를 활용해 자유 글쓰기를 하면서 새로운 주제를 떠올려보라.

- 내 최고의 수업들의 공통점은 다음과 같다.
- 내 수강생들은 다음에 대해 내게 감사하다고 말한다.
- 나는 선생님들이 다음과 같이 할 때 특히 좋다.
- 내가 참여했던 가장 기억에 남는 요가 수업에서 나는 다음을 배웠다.
- 내가 참여했던 가장 별로였던 요가 수업에서 나는 다음을 배웠다.
- 요가 강사로서 내 의도를 요약하는 세 가지 단어는 다음과 같다.
- 내 요가 여정에서의 주요 주제는 다음과 같았다.
- 아직 내게 필요한 하나의 주제는 다음과 같다.
- 내가 왜 요가를 좋아하는지 설명해야 한다면 나는 다음과 같이 말할 것이다.
- 내가 요가에서 더 배우고 싶은 아이디어는 다음과 같다.

---

1 인도의 빛 축제
2 금식 기간인 라마단이 종료되었음을 축하하는 이슬람 축제

모든 수업에 사용될 수 있는 주제 템플릿

　이제 여러분만의 54가지 주제를 만들어보라. 다음 페이지에 우리가 사용한 주제 템플릿을 넣어놓았다. 자신의 수업 방식에 맞지 않다고 생각되는 부분은 빼거나, 새로운 부분을 자유롭게 더하고, 원하는 대로 바꾸어보아도 좋다! 또한 이 책의 홈페이지(http://teachingyogabeyondtheposes.com.)에서 주요 템플릿을 다운받을 수도 있다.

NO. _____
수업 주제 _____

주제에 대한 간략한 설명과 주제 선정 이유

주제와 관련된 찬트/노래/만트라/인용구/시

주제와 어울리는 자세

주제를 한 문장으로 표현한다면

수업에서 활용할 수 있는 단계별 표현

오프닝	동작 중
휴식 중	클로징

기타

감사의 말

　우리는 요가의 아름다움에 감명받아 이를 다른 이들과 나누고 싶은 여러분들을 위해 이 책을 집필했습니다. 여러분의 넓은 마음씨에 감사드리며, 여러분의 여정에 좋은 일만 가득하기를 바랍니다. 이 세상을 더욱 다정하고, 연결된 곳으로 만들기 위해 시간과 에너지를 내어주어 감사합니다.

　또한, 이 책을 만드는 데 도움을 주신 모든 분께 감사드립니다. 특히 동료 요가 강사들에게 감사의 말을 전합니다. 동료들의 수업, 요가 철학에 관한 논의, 그리고 이들이 공유해준 플레이리스트와 시를 통해 영감을 주는 주제들을 떠올릴 수 있었습니다. 그리고 수강생들에게도 감사합니다. 우리가 수업에서 안내하는 주제에 대해 계속 질문을 던져주었기에 계속 의미 있는 아이디어를 좇으려 할 수 있었습니다. 무엇보다 여러 방면에서 우리를 지지해주고, 가장 중요한 인생의 주제인 지속적인 사랑을 선사해준 가족들에게 감사합니다.

내면의 평화를 위한 요가 철학 레시피
완전한 명상으로 이끄는 요가 수업의 기술

발행일 2024년 1월 18일
발행처 동글디자인
발행인 현호영
지은이 세이지 라운트리, 알렉산드라 데시아토
옮긴이 김지윤
편 집 현다연, 황현아
디자인 바이텍스트
주 소 서울특별시 마포구 백범로 35, 서강대학교 곤자가홀 1층
팩 스 070.8224.4322

ISBN 979-11-91925-17-3 (93690)

TEACHING YOGA BEYOND THE POSES
by Sage Rountree and Alexandra Desiato

Copyright © 2019 by Sage Rountree and Alexandra DeSiato
Korean translation rights © Dongle Design 2024
Korean translation rights are arranged with Linda Konner Literary Agency c/o Books Crossing Borders through AMO Agency Korea.
All rights reserved

이 책의 한국어판 저작권은 아모에이전시를 통한 저작권사와의 독점계약으로 동글디자인에 있습니다. 저작권법에 의하여 한국 내에서 보호를 받는 저작물이므로 무단전재와 무단복제를 금합니다.

* 잘못 만든 책은 구입하신 서점에서 바꿔 드립니다.

좋은 아이디어와 제안이 있으시면 출판을 통해 가치를 나누시길 바랍니다.
투고 및 제안 : dongledesign@gmail.com